Jacques Martel

Die Kraft der Worte

Jacques Martel

Die Kraft der Worte

Wie die richtige Wortwahl uns befreit, stärkt und heilt

Aus dem Französischen übersetzt von Beate Brandt

VAK

VAK Verlags GmbH
Kirchzarten bei Freiburg

Titel der Originalausgabe: *Le Pouvoir des Mots … qui me libèrent!*
ISBN der Originalausgabe: 978-2-923364-38-4

Die Symbolkombination ↓♥, die immer nach dem Wort *akzeptieren* erscheint, steht für die Energie, die mit einem mentalen Bild oder einer Emotion verbunden ist und zu einer Situation gehört, die ich vom Kopf ins Herz bewege.
Das führt dann zu einer Heilung in **Liebe** oder zur Verstärkung einer positiven Einstellung.

Verlag und Autor haben sich um eine geschlechtergerechte Sprache bemüht. Aus Gründen der besseren Lesbarkeit wurde im Text meist die männliche Form gewählt; alle Angaben beziehen sich selbstverständlich auf Angehörige aller Geschlechter.

Bibliografische Information der Deutschen Nationalbibliothek
Die Deutsche Nationalbibliothek verzeichnet diese Publikation in der Deutschen Nationalbibliografie; detaillierte bibliografische Daten sind im Internet über http://dnb.d-nb.de abrufbar.

VAK Verlags GmbH
Eschbachstraße 5
79199 Kirchzarten
Deutschland
info@vakverlag.de
www.vakverlag.de

4. Auflage 2025

Übersetzung: Beate Brandt, Quickborn
Lektorat: Josef K. Pöllath M.A.
Layout und Satz: Atelier Lehmacher, Friedberg b. Augsburg
Umschlag: Agentur Guter Punkt, unter Verwendung einer Illustration von © tasza_Natasha/iStock
Druck: Friedrich Pustet GmbH & Co. KG, Regensburg
Printed in Germany
ISBN: 978-3-86731-247-9

Vorwort

Wir alle kennen diese Momente, in denen wir uns aufgerufen fühlen, etwas in unserem Leben zu verändern, weil wir mit einigen Teilbereichen unzufrieden sind. Das bekannteste Beispiel sind wohl die guten Vorsätze zum neuen Jahr: Ab jetzt werde ich mehr Sport treiben, gesünder essen, mich weiterbilden, mehr Bücher lesen. Oder wir glauben, dass wir mit einem anderen Job besser bedient oder mit einem anderen Partner glücklicher wären.

All diese Ansätze können sicherlich potenziell positive Veränderungen im Leben bewirken. Aber wie sieht es eigentlich mit den **Worten** aus, die ich tagtäglich verwende? Könnte es sein, dass Veränderungen weniger schnell Wirkung zeigen, als ich es mir wünsche, wenn ich bei allen positiven Absichten weiterhin **negative Worte** verwende? Die Antwort lautet: Ja!

Ich hatte Gelegenheit, mich selbst davon zu überzeugen, als ich im Jahr 1988 Jacques Martel kennenlernte. Bei den von ihm geleiteten Veranstaltungen zur Persönlichkeitsentwicklung lehrte er mich, positive **Worte** zu **wählen**. Ich fand heraus, dass jedes **Wort**, das wir verwenden, eine eigene Energie hat – eine Schwingung, die Einfluss ausübt auf die Person, die es ausspricht (also mich selbst), und auf die Person, die es hört. Was für eine Erkenntnis! Im ersten Stadium dieser Entdeckung konzentrierte ich mich darauf, mir selbst beim Sprechen zuzuhören. Ich stellte fest, dass ich, die ich mich immer für einen positiven Menschen gehalten hatte, negative **Worte** oder Ausdrücke benutzte wie: „*Das ist unglaublich … Das ist die Hölle … Das ist öde … Ich kann das einfach nicht… Es könnte schlimmer sein … Das darf einfach nicht wahr sein … Das ist die Mühe nicht wert*" – um nur einige zu nennen. Diese Ausdrücke verwendete ich jeden Tag! Das zu erkennen war ein ganz schöner **Bewusstseins**sprung …

Jacques Martel lehrte mich, die von mir verwendeten **Worte** Stück für Stück durch positivere zu ersetzen. Ich lernte zum Beispiel, dass sich durch die Konzentration auf das Positive auch mehr Positives in meinem Leben zeigen würde, was ich absolut bestätigen kann.

Interessanterweise stieg gleichzeitig mein Energiepegel an! Indem ich häufiger: *„Das ist wunderbar!“* sagte und seltener: *„Das ist ja schrecklich“*, verbesserte sich mein Leben zunehmend. Nach mehreren Wochen des Übens konnte ich gar keine negativen Ausdrücke mehr verwenden, weil sie nicht mehr zu mir passten. Selbst mein Körper begann mit einem leichten Gefühl des Unwohlseins zu reagieren, wenn ich etwas sagte, das mir nicht guttat.

Zu diesem Zeitpunkt wurde mir **bewusst**, welche **Kraft Worte** haben und dass ich, wenn ich auf meine Wortwahl achte, eine bessere Welt für mich und für andere erschaffe. Selbst wenn ich von negativen Dingen umgeben bin, kann ich mich davon **befreien**, wenn ich meine Aufmerksamkeit auf das Positive richte.

Genau dies bringt Ihnen Jacques Martel in diesem Buch bei. Er zeigt, wie sehr die Wahl der **Worte**, die wir verwenden, die Basis für Veränderungsprozesse bildet. Er hilft uns dabei, besser zu werden, indem er ein **Bewusstsein** schafft für die negativen **Worte**, die wir verwenden, und ihre schädliche Wirkung auf uns, aber auch, wie wir Veränderungen vornehmen und die richtigen **Worte** wählen können, um stärker in **Freiheit** und **Fülle** zu leben.

Und genau das wünsche ich Ihnen!

Lucie Bernier
Lucie.bernier@atma.ca
Autorin und Moderatorin

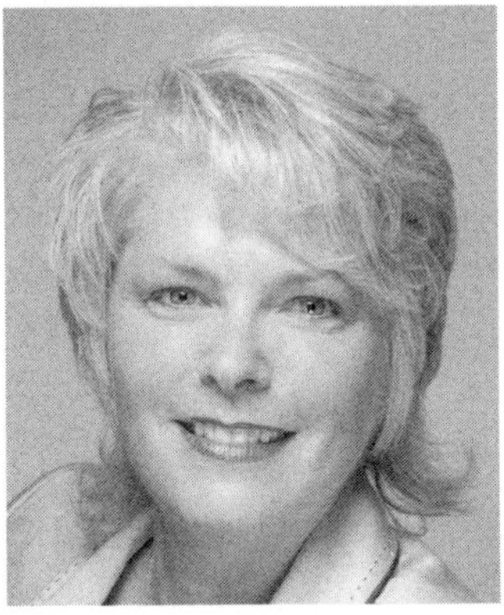

Einleitung

Ich leite seit 1988 Workshops, bei denen es um Persönlichkeitsentwicklung geht. Bei diesen Gelegenheiten habe ich häufig die Wortwahl einiger Teilnehmer korrigiert und ihnen auch die Wichtigkeit dieser Maßnahme erklärt. Mehrmals wurde ich darauf angesprochen, ob es ein Buch zu diesem Thema gebe, was ich leider verneinen musste. Ich versprach aber, dass ich vielleicht eines Tages eines schreiben würde.

Dieses Buch soll Ihnen einfache Anstöße geben, wie man seine Sprache verändern und so mehr Freiheit, Weisheit und **Liebe** in sein Leben holen kann.

Die **Worte**, die ich verwende, stehen stellvertretend für meine Gedanken, den Beginn ihrer Materialisierung und somit auch für meine Handlungen. Sie formen das alltägliche Leben der Person, die ich bin, und mein Wesen.

Es liegt in der Verantwortung jedes Einzelnen, seine Gedanken klar zu formulieren, vor allem durch und über die verwendeten **Worte**. Die Macht der Worte kann mir mehr Heilung und Freiheit bringen, denn:

> Wenn Gedanken erschaffen, dann sind es die Worte,
> die manifestieren.

„Im System der Mystiker, das zum Teil Eingang in die indische Yoga-Lehre fand, hat das Wort Macht. Das Wort erschafft. Denn jegliche Schöpfung und jeder Ausdruck, alle Dinge, existieren bereits am verborgenen Ort der Unendlichkeit und benötigen allein ein aktives **Bewusstsein**, um hier in sichtbarer Form manifestiert zu werden. Einige Strömungen der vedischen Lehre gehen sogar davon aus, dass die Welten von der Göttin des Wortes erschaffen wurden und dass Klang die erste ätherische Schwingung war, die ihrer Bildung voranging (…) Man sagt, dass Menschen die Götter in sich selbst erschaffen, indem sie Mantras[1] verwenden", schrieb Sri Aurobindo in „The Secret of the Veda".

Und weil die **Worte**, die ich verwende, meine Realität erschaffen, ist es besonders wichtig, dass sie genau und sorgfältig gewählt sind. Gottes Gedanken haben die Aufgabe, Formen zu erschaffen.

Die höchste Form der Architektur, in den physischen ebenso wie in den spirituellen Welten, manifestiert sich in der exakten Konstruktion von Worten und Sätzen.

Es ist der wertvollste Schlüssel, um das spirituelle Reich zu betreten …

Wir sollten in jedem Augenblick, in jedem Moment und unabhängig von den jeweiligen Umständen ganz genau darauf achten, welche **Worte** wir verwenden und versuchen, in einem Zustand der **Liebe** zu sein, wenn wir sie aussprechen. Bei Diskussionen über Spiritualität wird, wenn die Rede auf **Bewusstsein**, die spirituellen Welten, spirituelle Wesen usw. kommt, häufig **Licht** erwähnt. Es ist jedoch wichtig zu erwähnen, dass in Bezug auf die Schöpfung gilt:

Klang kommt vor dem Licht

Die Funktionsweise meines Gehirns

Mein Gehirn ist ein extrem leistungsstarker Computer der fünften Generation. Bei unseren Computern sind wir jetzt bei der zweiten oder dritten Generation angekommen. Daher müssen wir uns Folgendes bewusst machen:

Mein bewusster Verstand kann bis zu 2.000 (zweitausend) Bits an Informationen pro Sekunde aufnehmen.
Und:
Mein Unterbewusstsein kann bis zu 4.000.000.000 (4 Milliarden) Bits an Informationen pro Sekunde aufnehmen.

Dieser zweite Satz, bei dem es um das Unterbewusstsein geht, ist besonders wichtig, denn von ihm hängen mein tagtägliches Verhalten, meine Denkmuster etc. ab. Im gegenwärtigen Moment bin ich die Widerspiegelung meiner jüngeren Vergangenheit, wenn ich mich auf mein jetziges Leben beziehe beziehungsweise meiner weiter zurückliegenden Vergangenheit, wenn ich mich auch auf Vorleben beziehe.

Es ist von entscheidender Bedeutung zu wissen, dass mein Gehirn nicht unterscheiden kann zwischen dem, was

- real
- Einbildung
- virtuell oder
- symbolisch ist

Diese Aspekte muss ich in Betracht ziehen, speziell beim biologischen Decodieren, wie ich es in meinem Buch **Les 5 ÉTAPES pour Parvenir à la GUÉRISON** (Deutsch: „Die fünf Schritte zur Heilung“) beschreibe.

Ich muss mir bewusst machen, dass jedes **Wort**, das ich sage, sowohl von meinem bewussten Verstand als auch von meinem Unterbewusstsein gehört wird, ebenso wie vom bewussten Verstand und dem Unterbewusstsein aller anderen, die mir zuhören. Die Auswirkungen können potenziell enorm sein.

Manchmal spreche ich vor Menschen darüber, wie wichtig die Wahl der richtigen **Worte** ist. Wenn ich jemanden korrigiere, der sagt, dass etwas *höllisch* gut sei und ihn bitte, diesen Ausdruck aufgrund seiner negativen Wirkung nicht zu verwenden, erhalte ich oft die Antwort: „Aber für mich ist das positiv, ich will damit ausdrücken wie großartig etwas ist.“ Ich führe dann häufig folgendes Beispiel an: Wenn ich vor meinem Computer sitze und voller guter Vorsätze lächelnd das **Wort** *Hölle* eingebe, um eine Definition zu bekommen, wird sicherlich trotzdem nichts Positives erscheinen. Und genau diese Definition registriert mein Verstand, mein innerer Computer jedes Mal, wenn ich den Ausdruck „**höllisch** gut“ verwende.

Ich mag mir der Folgen gar nicht bewusst sein. Wenn beispielsweise ein wenig Wasser durchs Dach kommt, hat dies keine unmittelbaren Auswirkungen, und es wird auch eine Weile dauern, bis es überhaupt auffällt. Aber irgendwann wird sich das Wasser am Dachboden ansammeln und durch die Decke tropfen. Diese Situation ist dann wohl tatsächlich *höllisch*, und ich frage mich vielleicht, was ich dem Himmel angetan habe, um so bestraft zu werden.

Die Kraft der Intention

Worte sind aufgrund der Wirkung, die sie auf mich und andere haben können, von entscheidender Bedeutung. Es gibt jedoch noch einen weiteren wichtigen Faktor, der in Betracht gezogen werden sollte, nämlich meine **Haltung** oder **Intention** während des Sprechens. Menschen berichten mir manchmal von Worten oder Sätzen, die eine negative Wirkung auf sie hatten. Ich bitte sie dann häufig, mir zu sagen, wie es sich anfühlt, wenn ich die gleichen **Worte** oder Sätze ausspreche, und bekomme dann zu hören: „Aus Ihrem Mund klingt das irgendwie anders." Sie fühlen sich dann nicht gekränkt, obwohl ich die gleichen **Worte** oder Sätze verwendet habe, an denen sie sich zuvor gestoßen haben. Ich weise in solchen Momenten immer darauf hin, dass es in diesem Fall nicht darum ging, was gesagt wurde, sondern vielmehr um die Intention oder Haltung, mit der es gesagt wurde.

Worte tragen Energien, ob ich es möchte oder nicht. Das **Wort** selbst und die **Intention**, die ich ihm verleihe, bestimmen seine Wirkung auf mich und andere. Wenn ich eine beliebige Person das **Wort Liebe** sagen höre, kann es sein, dass ich etwas fühle und das Gefühl in meinem Inneren in Schwingung gerät. Fällt hingegen das **Wort Liebe** von den Lippen eines Meisters, der Selbstverwirklichung oder Gottesbewusstsein erreicht hat, dann steigt die Wahrscheinlichkeit, dass mich eine große Welle der **Liebe** überrollt, und zwar aus dem einfachen Grund, dass diese Person sich des **Wortes** stärker bewusst ist, den Aspekt vollständiger in ihr Leben integriert hat und ihn daher sichtbarer manifestieren kann. Wenn ich zu jemandem: „Ich liebe Dich" sage und diese **Liebe** wahrhaft in mir spüre, wird der Satz eine größere Wirkung entfalten, als wenn ich den Satz eher mechanisch sage, ohne tiefer mit dem Gefühl verbunden zu sein, das ich ausdrücken will.

Wenn ich also jemandem sage, er sei ein Versager, ein Trottel, und er werde es im Leben nie zu etwas bringen, dann kann es unterschiedliche Auswirkungen haben, je nachdem, ob ich es einfach so dahinsage oder ob ich eine Szene mache und wütend bin. Im ersten Fall ist es so, als würde ich mit Tellern nach ihm werfen, im zweiten Fall trifft mein verbales Messer die Person direkt ins Herz ♥. Selbst wenn mein Handeln im zweiten Fall impulsiv war, muss ich mir trotzdem bewusst sein, dass die Verantwortung für die Folgen zu 100 Prozent bei mir liegt. Ich kann beim Autofahren *einfach nur* abgelenkt sein und so einen Unfall verursachen, durch den eine Person ums Leben kommt. Verantwortlich bin ich trotzdem.

Wer mich näher kennt, weiß, dass ich selten Komplimente mache, selbst denen gegenüber, mit denen ich zusammenarbeite, aber wenn es doch geschieht, dann ist es wahrhaftig und kommt aus meinem Inneren, sodass die Person, der das Kompliment gilt, es als echtes Geschenk empfindet.

Das Gehirn und Homonyme

Im Jahr 1988 besuchte ich einen Freund, der auf dem Land lebte und dessen Haus von Birken umgeben war. Ich war dort gemeinsam mit einem anderen Freund, den ich hier einmal Pierre nennen möchte. Pierre ist ein recht feinfühliger Mensch, der die Emotionen anderer gut wahrnehmen und im Körper verorten kann. Er hat eine starke spirituelle Anbindung und tischlert gern, weil ihn diese Arbeit erdet. Pierre liebt seinen Beruf und berichtete mir, dass er viele Jahre lang allergisch gegen Birken war. Das französische Wort für Birke ist **bouleau**, *Bulo* ausgesprochen. Auf meine Frage, wann die Allergie eingesetzt habe, sagte er, es sei im Alter von 18 Jahren gewesen. Als ich ihn fragte, was zu diesem Zeitpunkt in seinem Leben passiert sei, erzählte er, dass er in ein Kloster eingetreten war. Im weiteren Gespräch stellte sich heraus, dass er dadurch seine

Arbeit als Tischler, die ihm solche Freude bereitet hatte, nicht mehr ausüben konnte. Ein französisches Wort für Arbeit oder Job ist **boulot**, und es entspricht in der Aussprache genau dem Wort für Birken. Seine Frustration über den Verlust der geliebten Arbeit hatte dazu geführt, dass er eine Allergie gegen Birken entwickelte. In den vergangenen Jahren hatte er mehrere Seminare bei einem anderen Therapeuten besucht und so den Ursprung seiner Allergie heilen können.

Im französischen Fernsehen erwähnte ein Forscher in einer Dokumentation über Allergien, dass bei den Allergien, die von Bäumen und Sträuchern ausgelöst werden, die Birke ganz oben rangiert. Könnte es sein, dass viele Menschen, deren Muttersprache französisch ist, einfach unglücklich in ihrem Job sind, davon im wahrsten Sinne des Wortes *die Nase voll haben*? Dennoch fährt man fort damit, Blutanalysen zu machen und nach den Faktoren zu suchen, die zur Auslösung der Allergie führen.

In Südfrankreich nahm ein Teilnehmer, den ich hier einmal Paul nennen möchte, an mehreren meiner Workshops teil und berichtete mir eines Tages von seinen Allergien gegen Zypressen und Pappeln. Er erzählte auch, dass es ihm unmöglich sei, in einer Warteschlange zu stehen, um sich eine Karte fürs Kino zu kaufen. In dem Moment verstand ich, dass sein Problem darin bestand, Menschen so nahezukommen (im Französischen klingen **si près** [so nah] und **cyprès** [Zypresse] genau gleich). Auch fühlte er sich generell unwohl in größeren Gruppen, also unter Leuten. Im Französischen besteht hier ebenfalls ein starker Zusammenhang zwischen dem Wort für Menschen **(peuple)** und dem für Pappel **(peuplier)**.

Eine Freundin berichtete mir von ihrer kleinen Tochter, die allergisch gegen Pfirsiche (im Französischen **des pêches**) war. Ich fragte sie, was rund um die Geburt passiert war, und sie erzählte mir spontan, dass sie zu Hause war, als die Fruchtblase platzte. Sie rief ihrem Mann zu: „Lucien **dépêche** toi, on va être en retard à l'hôpital" (Lucien, beeil dich, wir kommen sonst zu spät ins Krankenhaus). Das Kind hatte diesen Stress mitbekommen und dementsprechend eine Allergie gegen Pfirsiche entwickelt.

Eine Person, die unter Tinnitus litt, hörte ständig ein hohes **Piepsen**. Während einer Psychotherapie-Sitzung wurde sie gefragt, ob sie ihre eigene Stimme als vollklingend oder eher **piepsig** empfinde. In diesem Moment wies eine starke Emotion sie auf einen Konflikt mit ihrer Familie hin, der die Ursache für ihren Tinnitus war.

Die Macht der Worte und schwarze Magie

Ich möchte hier auf etwas hinweisen, das ich wichtig finde und das wir in der Regel nicht wahrnehmen.

> Jedes Mal, wenn mir ein negativer Gedanke
> über mich durch den Kopf geht
> oder wenn ich ein negatives Wort gegen mich selbst richte,
> übe ich schwarze Magie gegen mich aus.

Wie bereits erwähnt, tragen **Worte** bestimmte Energien in sich. Also richte ich jedes Mal, wenn ich mich abwerte, kritisiere oder schuldig fühle, eine negative und zerstörerische Energie gegen mich selbst. Vielleicht beschwere ich mich manchmal darüber, dass Eltern, Lehrkräfte und Schulkameraden mich als Kind nicht genügend ermutigt haben, aber wie sieht es mit meinem Verhalten mir selbst gegenüber aus? Ich kann jederzeit die klare Entscheidung treffen, mich mit meinen negativen Gedanken und **Worten** NICHT MEHR SELBST

ZU ZERSTÖREN und mich stattdessen mit positiven **Worten** voller **Licht** zu nähren.

> Jedes Mal, wenn mir über eine andere Person
> ein negativer Gedanke durch den Kopf geht
> oder wenn ich mich mit einem negativen Wort
> an eine andere Person wende,
> übe ich schwarze Magie
> gegen die andere Person UND mich aus.

Wenn ich negative Energien auf eine andere Person richte, dann hat diese Energie eine zerstörerische Qualität. Das hat nicht nur Auswirkungen auf den anderen, sondern auch auf mich selbst. Zum einen kehrt nach dem Gesetz der Reziprozität, was immer ich aussende, zu mir zurück. Zum anderen fließt mit jedem negativen Gedanken, den ich habe und jedem negativen Wort, das ich äußere, negative Energie in mein eigenes Energiefeld, meine Aura, und das hat Auswirkungen auf mich – ob ich mir dessen bewusst bin oder nicht.
Yehuda Berg formuliert es folgendermaßen:

> Die menschliche Stimme drückt
> 99 Prozent der spirituellen Realität aus.

Sprache ist eine Möglichkeit, wie ich spirituelle Energie dazu bringen kann, sich in der physischen Realität zu manifestieren. Tatsächlich hat ALLES, was ich sage, Bezug zu meiner spirituellen Realität – ob ich mir dessen bewusst bin oder nicht.

**Worte sind wichtig,
denn sie transportieren spirituelle Energie.**

Für mich ist es ganz normal, dass ich die Essenz einer Person *erfassen* kann, einfach indem ich ihr zuhöre. Ein bekanntes spirituelles Gesetz lautet: Wie oben, so unten. Folglich kann mich Zuhören viel über eine Person lehren. Dabei ist es ganz gleich, ob die Person über ein Eishockey- oder Fußballspiel, über Politik oder Musik spricht. Wie jemand sich äußert, zeigt mir seine wahre Persönlichkeit, und anders kann es auch gar nicht sein. Ich kann nur über das sprechen, was in meinem Universum vorkommt, und das Universum bin ICH als spirituelles Wesen.

Vor einigen Jahren wurde mir ein Vorgang bewusst, der sich in mir abspielt, wann immer ich mich mit jemandem unterhalte und mich ganz auf die Person und das Gehörte konzentriere. Ich stellte fest, dass einige der ausgesprochenen Worte in mir Widerhall fanden. Später wurde mir bewusst, dass die jeweiligen **Worte** mit bestimmten Emotionen der jeweiligen Personen verbunden waren und im Zusammenhang mit Konflikten standen, die sie durchlebten. Ich überprüfte mehrmals, ob die entsprechenden Sätze oder Ausdrücke mich in gleicher Form bewegten, wenn sie von anderen Personen gesagt wurden, doch dies war nicht der Fall, und zwar aus dem einfachen Grund, weil die **Worte** für andere Personen nicht die gleiche Bedeutung hatten wie für den Menschen, bei dem die Reaktion ursprünglich aufgetreten war.

Diese Fähigkeit, bestimmte **Worte** und ihre Resonanz in mir zu fühlen, erwies sich als sehr nützlich für meine Einzelberatungen und Workshops. Das brachte mich dazu, diesen Weg weiterzuverfolgen, ohne dass es unmittelbare logische Gründe dafür gegeben hätte. In vielen Fällen war meine Fähigkeit hilfreich beim Aufspüren bewusster und unbewusster Konflikte. Sie brachte mich nur dann nicht weiter, wenn die Person sich verschloss und dem vorgeschlagenen Pfad nicht folgen mochte, weil sie Angst vor dem hatte, was sich zeigen könnte, oder dem Schmerz, der zutage kommen könnte. Menschen können mir also erzählen, wer sie sind und wer nicht, und ich werde trotzdem wissen, was tatsächlich Sache ist. Häufig tue ich so, als glaube ich der Person, um nicht in Streit mit ihr zu geraten und sie weiter ihren persönlichen Weg gehen zu lassen, auch wenn ich weiß, dass sie mir einen Bären aufgebunden hat.

Ich kann einer anderen Person oder auch mir selbst zuhören und werde auf vielen Ebenen wissen, wer diese Person ist und ob ihre Themen zum Beispiel eher spirituell, politisch, sportbezogen oder gesellschaftlich sind. Dabei gilt:

> Ich spreche in jedem Fall nur von mir.
> Die einzige Person,
> die in meinem Universum existiert,
> bin ICH.
> Alle anderen Personen
> spiegeln nur Teile von mir wider.

Ein Beispiel

Im Frühjahr 2010 hielt ich eine Reihe von Vorträgen beim Salon MEDNAT, einer im schweizerischen Lausanne stattfindenden Messe für Gesundheit und Wellness. Am Ende eines Vortrags kam ein junger Mann zu mir, um sein Interesse an den von mir behandelten Themen und meinem Buch **Mein Körper – Barometer der Seele** zu bekunden.

Gleich zu Beginn unseres Gesprächs verwendete er das Wort **fallen**, das sofort etwas in mir auslöste. Ich schenkte dem jedoch zunächst keine größere Beachtung. In den folgenden Minuten jedoch verwendete er das **Wort** noch mehrmals, sodass mich die Häufigkeit und meine stetige Reaktion darauf nun doch überraschten. Da ich wusste, dass das **Wort** *fallen* in Verbindung steht mit dem Konflikt *Multiple Sklerose*[2], fragte ich ihn, ob jemand aus seiner Familie betroffen wäre, und er verneinte dies sofort. Als ich später noch einmal nachhakte, erzählte er schließlich, dass seine Kusine oder Tante, ich kann mich nicht mehr genau erinnern, unter dieser Krankheit leide. Sein ursprüngliches Verneinen meiner Frage hatte wahrscheinlich damit zu tun, dass er unter dem Begriff *Familie* vornehmlich Eltern und Geschwister verstand.

In jedem Fall erklärte ich ihm, dass es aufgrund der starken Resonanz auf das **Wort**, die ich in mir spüren konnte, einen inneren Konflikt in ihm selbst zu diesem Thema geben müsse, aber vielleicht nur zu zehn oder zwanzig Prozent und dass er die Krankheit wahrscheinlich nie bekommen werde. Da jedoch nicht klar war, inwieweit dies sein weiteres Leben belasten könnte, schlug ich ihm die Übung zu Multipler Sklerose in meinem Buch **Mein Körper – Barometer der Seele** vor. Zusätzlich sollte er die *Strichmännchen-Übung*[3] durchführen und dabei auf der einen Seite sich selbst in guter Gesundheit zeichnen und auf der anderen Seite sich selbst mit Multipler Sklerose. Durch das Durchtrennen der bewussten und unbewussten Verbindungen könne er so den Prozentsatz der Belastung verringern.

Die von mir oben erwähnte spirituelle Realität kann positiv oder negativ sein – je nachdem, welche **Worte** ich verwende. Folglich gibt es **Worte** der Dunkelheit oder **negative Worte** und **Worte**, die **Licht** in die Welt bringen, die **positiven Worte**. Um diese Realität deutlicher zu machen, habe ich eine Liste mit negativen **Worten** erstellt und eine mit **Worten**, die **Licht** tragen, also mit positiven **Worten**. Beim Lesen der ersten Liste mit den negativen **Worten** kann ich mir einen Spaß daraus machen wahrzunehmen, wie ich mich fühle, wenn ich sie lese. Ich kann die **Worte** markieren, die ich selbst verwende, und anhand dieser Liste daran arbeiten, sie aus meinem Vokabular zu streichen.

Beim Lesen kann ich auch die Hand auf mein Herz ♥ legen, um besser spüren zu können, was das Wort in mir auslöst.

Tabelle negativer und positiver Ausdrücke

Ich kann beim Lesen dieser Worte die Hand auf mein **Herz** ♥ legen, um besser spüren zu können, was das Wort in mir auslöst. Ich tue dies bei **Worten**, die eher negativ belegt sind, ebenso wie bei Worten, die eher positiv wirken. Ich achte besonders auf die **Worte** oder Phrasen, die ich selbst verwende.

Zusammenstellung von Ausdrücken, die eher eine dunkle Realität manifestieren

Unter der Bedingung, dass …
Es ist nervig
Es ist öde (nicht interessant)
Es ist total abgedreht (ich verstehe es nicht)
Es ist hart (schwierig)
Es ist absurd
Es ist schrecklich
Es taugt nichts
Es ist erschütternd
Es ist blöd
Es ist ermüdend
Es ist seine/ihre Schuld
Es ist entmutigend
Es ist ekelhaft
Es ist schwierig
Es ist schwer
Es ist widerlich
Es ist beängstigend
Es ist beschissen
Es ist ärgerlich
Es ist langweilig
Es ist grauenhaft
Es ist mühsam
Es ist idiotisch
Es ist unglaublich

Zusammenstellung von Ausdrücken, die eher eine dunkle Realität manifestieren

So was kann auch nur mir passieren
Das ist die Hölle
So etwas passiert mir immer wieder
Das ist Zufall
Das ist der Weltuntergang
Ich sehe da total schwarz
Das ist das Leben
Das ist Schicksal
Das ist tödlich
Das ist Blödsinn
Das versetzt mich in Panik
Das ist nicht zu glauben
Das ist nicht meine Schuld
Das geht mich nichts an
Das ist nicht so toll
Das ist nicht lustig
Das ist nicht leicht
Das ist nicht machbar
Das ist nichts Ernstes
Das ist nicht gerecht
Das ist nicht schlecht
Das ist nicht schlimm
Das ist nicht so schlimm (nicht so schlimm wie gedacht)
Das ist unmöglich
Das ist nicht tragisch
Das ist kein Geschenk
Das ist schlimmer als …
Das ist platt (nicht interessant)
Das kommt selten vor
Das ist abstoßend
Das stresst mich
Das ist dumm
Das ist furchtbar
Das ist sowas von uninteressant
So etwas passiert wirklich nur mir
Das ist zu teuer
Das ist zu lang
Das ist zu schwer
Das ist zu spät
Das ist zu …
Das bringt mich um
Das ist ein Verbrechen
Das ist eine echte Sünde
Das ist nicht gerade rosig
Das hat mich getroffen
Das macht mich betroffen
Das erdrückt mich
Das übersteigt meinen Horizont
Das macht mich fertig
Das bringt mich ins Schwitzen
Das ist mir peinlich
Das stört mich
Das geht mir auf den Senkel
Das ergibt keinen Sinn
Das stört mich nicht
Das sagt man nicht
Das tut man nicht

Zusammenstellung von Ausdrücken, die eher eine dunkle Realität manifestieren

Es könnte besser sein
Es könnte schlimmer sein
Das darf doch nicht wahr sein
Das wird schwierig
Das wird schmerzhaft
Es läuft schlecht
Es ist die Mühe wert
Jedes Mal, wenn ...
Aus Angst vor ...
Verlier nicht den Mut
Vor die Wand laufen (etwas behindert mich)
Mach Dir keine Sorgen
Ich fürchte es ist so
Ich habe keine Zeit zu verlieren
Ich hab keinen verdammten Cent
Ich befürchte, dass ...
Ich habe keine freie Minute
Ich ertrinke in Arbeit
Es bringt mich um, dir das zu sagen
Ich kann nicht mehr
Ich bin nicht bereit dazu
Ich bin deprimiert
Ich habe einfach kein Glück
Ich bin empört
Ich bin müde
Ich kann das einfach nicht
Ich habe die Schnauze voll

Sätze mit Worten wie:
Hätte
Weniger
Kein
Vielleicht
Wenn

Daran mangelt es mir nicht
Geldmangel
Zeitmangel
Das verdammte Geld
Das verflixte Leben
Weniger als ...
Wir klotzen wie die Blöden
Wir rackern uns ab
Wir schuften wie bekloppt
Vergiss nicht ...
Sorg dich nicht um ...
Keine Panik
Arme Kleine/armer Kleiner
Ich verliere die Geduld
Vergeude nicht deine Zeit
Ein kleines Missgeschick
Mein unbedeutendes Leben
Was für ein Unglück
Schon das allein
Was für ein Pech
Du ödest mich an
Du gehst mir auf die Nerven
Fahr zur Hölle
Es ist nicht gefährlich

Zusammenstellung von Ausdrücken, die es zu entdecken gilt und die man häufig, regelmäßig beziehungsweise immer anwenden sollte.

Positive Ausdrücke, die Licht manifestieren

Es ist cool
Es ist abgefahren
Es ist offen
Es ist super
Es ist einladend
Es ist wunderbar
Es ist angenehm
Es ist künstlerisch
Es ist vorteilhaft
Es ist schön
Das Leben ist schön
Das ist nützlich
Das ist wohltuend
Das ist gut
Das ist brillant
Das ist himmlisch
Das ist warm
Das ist charmant
Das ist nett
Das ist beachtlich
Das ist richtig
Das ist köstlich
Das ist bewundernswert
Das ist göttlich
Das ist freundlich
Das ist bezaubernd
Das ist wirtschaftlich
Das ist elegant
Das ist erhebend
Das ist hinreißend
Das ist energetisierend
Das ist umfassend
Das ist bezaubernd
Das ist großartig
Das ist ansprechend
Das funkelt/Das glitzert
Das ist erstaunlich
Das ist spannend
Das ist wundervoll
Das ist außergewöhnlich
Das ist aufregend
Das ist vortrefflich
Das ist besonders
Das ist außerordentlich
Das ist fantastisch
Das ist prachtvoll
Das ist günstig
Das ist extravagant
Das schmeichelt
Das ist formidabel
Das ist phänomenal
Das ist großzügig
Das ist lieb
Das ist anmutig
Das ist enorm
Das ist grandios
Das ist harmonisch
Das ist glücklich
Das ist erstklassig
Das ist beeindruckend
Das ist unvergleichlich
Das ist einmalig

Zusammenstellung von Ausdrücken, die es zu entdecken gilt und die man häufig, regelmäßig beziehungsweise immer anwenden sollte.

Das ist interessant
Das ist hübsch
Das ist gerecht
Das ist wonnig
Das ist pure Freude
Das macht Spaß
Das ist ein Traum
Das ist paradiesisch
Das ist wie im siebten Himmel
Das ist das Nonplusultra
Das ist erhellend
Das ist magisch
Das ist traumhaft
Das ist majestätisch
Das ist toll
Das ist süß
Das ist kolossal
Das ist nährend
Das ist ok
Das ist bombastisch
Das ist angemessen
Das ist offen
Das ist perfekt
Das ist besonders
Das ist spürbar
Das ist pittoresk
Das ist angenehm
Das ist ein Plus
Das ist mehr als perfekt
Das ist herausragend
Das ist bedeutend
Das ist gewaltig
Das ist lohnenswert
Das ist schon was
Das ist glänzend
Das ist entzückend
Das ist bemerkenswert
Das ist leuchtend
Das ist reich an
Das ist klar
Das ist heilsam
Das ist zufriedenstellend
Das ist strahlend
Das ist verführerisch
Das ist sensationell
Das ist feierlich
Das ist üppig
Das ist glanzvoll
Das ist grandios
Das ist subtil
Das ist super
Das ist sympathisch
Das ist sehr schön
Das ist sinnvoll
Das ist kraftvoll
Das ist lebendig
Das funktioniert
Das taugt mir
Das macht mir Freude
Das gefällt mir gut
Gib dir eine Chance
Staunen
Sich begeistern
Ekstatisch sein
Vertrauen

Zusammenstellung von Ausdrücken, die es zu entdecken gilt und die man häufig, regelmäßig beziehungsweise immer anwenden sollte.

Im Vertrauen bleiben
Die Moral aufrechterhalten
Ich war erfolgreich
Ich habe Zeit gewonnen
Ich bin eifrig bei der Sache
Ich ziehe dies vor
Ich nehme mir die Zeit
Ich bin fähig
Ich bin in Form
Ich bin stolz auf dich
Ich bin glücklich
Ich bin vollkommen zufrieden
Ich bete dich an
Ich liebe dich
Nirwana
Ruhig bleiben
Du bist mutig
Du bist etwas Besonderes
Du bist super
Du machst das gut
Du hast den Dreh raus
Wertschätzen
Glückseligkeit
Reichlich
Bewundern
Attraktivität
Leichtigkeit
Mühelosigkeit
Altruismus
Liebenswürdigkeit
Verbessern

Vorteil
Viel
Schönheit
Nutzen
Gutes
Wohlbefinden
Wohltat
Anstand
Wohlwollen
Gut
Güte
Ruhe
Charme
Mitgefühl
Selbstzufriedenheit
Passend
Zustimmung
Erheblich
Kontemplation
Komfort
Geeignet
Reichlich
Korrekt
Ehrbar
Zart
Euphorie
Genau
Gunst
Seligkeit
Treue
Fülle
Glück

Zusammenstellung von Ausdrücken, die es zu entdecken gilt und die man häufig, regelmäßig beziehungsweise immer anwenden sollte.

Mengen an
Großzügigkeit
Genießen
Gnade
Groß
Harmonie
Ehrlichkeit
Menschlichkeit
Genuss
Unendlichkeit
Unzählbar
Interesse
Lieblich
Großmut
Großartigkeit
Viel
Majestätisch
Milde
Zahlreiche
Hilfsbereitschaft
Perfektion
Freude
Mehr
Mehrere
Gewinn
Überfluss
Ruhe
Begeisterung

Ernte
Reichtum
Heilsam
Zufriedenheit
Gelassenheit
Dienst
Pracht
Höchst
Sehr
Brauchbarkeit
Riesig
Reichlich
Angenehm
Umfassend
Beträchtlich
Ausgiebig
Amüsant
Entzücken
Ansehnlich
Wesentlich
Niedlich
In hohem Maße
Traumhaft
Grenzenlos
Einwandfrei
Schnell
Faszinierend

Kennen Sie die vier Versprechen der Tolteken?

Hier sind sie:

1 Wähle deine Worte mit Bedacht.
2 Nimm nichts persönlich.
3 Zieh keine voreiligen Schlüsse.
4 Gib immer dein Bestes.

In seinem Buch **Die vier Versprechen: Ein Weisheitsbuch der Tolteken**[4] schreibt der Autor Don Miguel Ruiz dies zum ersten Versprechen:

> „**Das erste Versprechen der Tolteken (Wähle deine Worte mit Bedacht)** ist zugleich das Wichtigste und dasjenige, das am schwierigsten umzusetzen ist. Es ist so wichtig, dass allein seine Beachtung Sie in die Lage versetzen wird, Ihr derzeitiges Leben hinter sich zu lassen und eine Ebene zu erreichen, die ich das Paradies auf Erden nenne."

Vielleicht fragen Sie sich, was der Ausdruck **mit Bedacht** in diesem Zusammenhang bedeutet. Es ist im Grunde ganz einfach: Ich sollte die **Worte** wählen, die die **höchste Übereinstimmung mit meinem inneren Wesen und der Wahrheit** haben. Außerdem sollte ich, **wann immer möglich, die Wahrheit sagen** oder zumindest einen Teil davon. Wenn mich also jemand fragt, was ich am Nachmittag mache, kann ich sagen, dass ich zum Einkaufen in die Stadt fahre, ohne erwähnen zu müssen, dass ich dort auch noch ein Date habe. Wichtig ist, dass der Teil, den ich erzähle WAHR ist. Hätte ich gesagt, dass ich einen Arbeitskollegen treffe, dann wäre dies unwahr gewesen. Auf diese Weise kann mich niemand der Lüge bezichtigen.

Ich muss nicht alles über mein persönliches Leben oder meine beruflichen Aktivitäten preisgeben, aber es ist wichtig, dass ich bei dem, was ich sage, meine Integrität wahre und bei der WAHRHEIT bleibe.

Der Unterschied zwischen „Ich weiß“ und „ich denke“/„ich glaube“

Die folgende Übung basiert auf der Tatsache, dass:

> ... ich als Seele alles tun, überall sein und alles wissen kann.

Indem ich mich auf diese Fähigkeiten meiner Seele berufe, kann ich die Worte **„Ich weiß“** verwenden.

Folglich kann ich auch die Ausdrücke **„Ich denke“** oder **„Ich glaube“** durch die **Worte „Ich weiß“** ersetzen. Ich bekomme immer wieder zu hören, das klinge arrogant oder überheblich. Es geht jedoch immer um den Kontext. Ich kann zum Beispiel sagen: „Ich **weiß,** wie man kocht“, auch wenn mein Repertoire nur aus Spiegelei mit Speck besteht. Tatsächlich jedoch **weiß** ich etwa zu zwei Prozent, wie Kochen geht. Wenn ich nun beschließe, einen Kochkurs zu besuchen, kann ich danach wiederum sagen: „Ich **weiß,** wie man kocht“, und dann stimmt es vielleicht zu 50 Prozent, weil ich einiges gelernt habe, auch wenn ich immer noch nicht alles kann.

Im folgenden Beispiel reicht es aus, die Sätze zu lesen, um zu spüren, wie ich mich bei jedem fühle. Wenn Sie sich ausreichend Zeit zum Lesen nehmen, lässt sich der Unterschied recht gut wahrnehmen.

- Ich denke, dass es gut ist, sich um die Umwelt zu kümmern, denn ich denke, dass wir und die folgenden Generationen davon profitieren werden. Ich denke, dass es nur Vorteile bringt.
- Ich glaube, dass es gut ist, sich um die Umwelt zu kümmern, denn ich glaube, dass wir und die folgenden Generationen davon profitieren werden. Ich glaube, dass es nur Vorteile bringt.
- Ich weiß, dass es gut ist, sich um die Umwelt zu kümmern, denn ich weiß, dass wir und die folgenden Generationen davon profitieren werden. Ich weiß, dass es nur Vorteile bringt.

Auch die folgende Übung kann interessant sein. Tauschen Sie einmal, wenn Sie Fernsehen schauen und Journalisten, Politikern oder anderen Personen zuhören, die ihre Gedanken über lokale oder globale Geschehnisse äußern, in Gedanken ebenfalls die **Worte** „denken“ und „glauben“ gegen „wissen“ aus. Auch hier ergibt sich ein spürbarer Unterschied.

Mehrmals berichteten mir Menschen auf den Vorschlag hin, **ich weiß** zu sagen anstatt „Ich glaube“ oder „Ich denke“, dass ihre Eltern sie korrigiert hätten, wenn sie dies taten, weil „Ich weiß“ zu sagen überheblich sei. Im **Licht** des neuen Verständnisses, das wir hier gerade gewonnen haben, bedeutet **ich weiß** in unserer physischen Realität aber eben nicht, dass ich zu 100 Prozent **weiß**, was ich gerade bestätige. Indem ich es jedoch ausspreche, öffne ich mich dafür, dass sich dies schneller in meinem physischen Bewusstsein manifestiert. So werde ich mir meiner Beziehung zu der **Seele**, die ich bin und die **alles weiß**, stärker bewusst.

Manche zögern auch, weil die Worte **ich weiß** eine stärkere Verantwortung gegenüber dem eigenen Selbst und dem höheren

Selbst mit sich bringen. Die **Worte** „ich denke" oder „ich glaube" eröffnen mir im Vergleich dazu einen größeren Spielraum, um mich bewusst oder unbewusst aus der Verantwortung zu stehlen. Meiner Meinung nach stellt dies das größte Hindernis beim Gebrauch der Worte **ich weiß** dar – die Verantwortung, die das Wissen für mich bedeutet. Es gibt jedoch auch eine Belohnung für all jene, die das Wagnis eingehen:

Die Verwendung von ICH WEISS
hilft mir enorm dabei,
mich selbst zu zentrieren,
mich stärker auf mein höheres Selbst und die SEELE,
die ich bin,
zu fokussieren.

Ich erhöhe durch diese Wortwahl auch meine Chance, die Dinge nach meinem Wunsch zu gestalten. Anstatt also zu sagen: „Ich denke, dass ich erfolgreich sein werde", oder: „Ich glaube, dass ich erfolgreich sein werde", sage ich: „**Ich weiß**, dass ich erfolgreich sein werde". Ich verbinde mich dadurch stärker mit der **Seele**, die ich bin, und der grenzenlosen Kraft, die in mir ist, sodass das Beste für mich passieren wird.

Da es so ist, dass **„ICH ALLES WEISS"**, muss ich nichts mehr lernen, sondern muss mich lediglich an das „erinnern", was ich bereits weiß. Das macht meinem Bewusstsein wesentlich schneller klar, dass es nicht darum geht, etwas im Außen zu suchen, sondern mich nach innen zu wenden. Da **ich weiß**, dass alles in mir vorhanden ist, muss ich mich durch Lernen nur noch an das erinnern, was **ich bereits weiß**.

Erfahrungsberichte

*„**ICH WEISS**, dass ich Selbstverwirklichung und Gottesbewusstsein erreichen kann.“* ... Oh Du meine Güte, das klingt ganz schon überheblich! ...
Und dennoch erscheint mir der erste Teil, nachdem ich mir diesen Satz beinahe fünf Jahre lang vorgesagt habe, absolut umsetzbar und sogar schon auf einem guten Weg zu sein. Mit dem zweiten Teil habe ich noch Probleme, weil mein Verstand da blockiert, aber **ich weiß**, dass es so kommen wird, und **ich weiß**, dass es so ist!
„Puh, ich starte auf einem ganz schönen hohen Niveau! Aber das Thema lohnt sich!“
Warum **ICH WEISS** anstatt „ich denke“ oder „ich glaube“? Zunächst einmal, um mir selbst eine positive Anweisung zu geben, die meinem persönlichen Wunsch entspricht.
Indem **ICH** es **WEISS,** richte ich meine Aufmerksamkeit auf eine Gewissheit, die mir gefällt und an die ich glaube, und auf einen positiven Ausgang. Oder wie es jemand formulieren würde, den ich gut kenne: „Ich werde zu dem, worauf ich meine Aufmerksamkeit richte.“
Wenn **ICH** es **WEISS**, kommt alles im richtigen Moment zusammen. Mein Leben wird sich stückweise verändern und verbessern. Alle möglichen Ideen und Verbindungen zum Thema werden ganz automatisch zu mir kommen. Meine Aufgabe ist es dann, das umzusetzen, was sich daraus ergibt!

Damit all dies eintritt, muss ich noch nicht einmal daran glauben!

Ich erinnere mich noch daran, wie ich mir vor zwanzig Jahren, als ich noch keine Ahnung von spirituellem Wachstum und all diesen Dingen hatte, einen Kindheitstraum erfüllen und nach Australien reisen wollte. Für mich lag Australien auf der anderen

Seite der Erdkugel – ein Kontinent, den ich aus Mangel an finanziellen Mitteln sicher nie bereisen würde, auch weil es für mich lange unvorstellbar war, eine so weite Reise anzutreten … Aber mein Wunsch war stark! Ich sagte mir selbst, wie wunderbar es wäre, daran zu glauben, dass mein Traum eines Tages Wirklichkeit würde. Der Gedanke beschäftigte mich Tag und Nacht … Eines Tages gab es eine ganze Reihe von Dokumentationen im Fernsehen über Australien. Ich konnte den Kontinent also schon in Bild und Ton in der Tiefe erkunden! Natürlich wurde dadurch mein Wunsch, dieses Land selbst zu bereisen, noch weiter befeuert. Kurz darauf lernte ich Menschen kennen, die mir von ihren Reisen durch Australien berichteten … Nach und nach häuften sich die Hinweise zu Australien in meinem Leben in Form von Büchern, Filmen und Gesprächen … Ich muss an dieser Stelle hinzufügen, dass ich jedem von Australien vorschwärmte. Innerhalb kürzester Zeit fühlte es sich so an, als ob ganz Australien zu mir kommen würde! Es war wunderbar und stachelte meine Neugier noch mehr an. Ich war mir sicher: Dies ist ein Zeichen! Australien ist näher als gedacht, und alles ist möglich! Ich wusste in meinem tiefsten Inneren, dass ich bald nach Australien reisen würde!

Ich habe 1991 fünf Wochen in Australien gelebt. Es waren meine Flitterwochen – ein Geschenk von Freunden und der Familie! Es war noch wunderbarer als in meiner Vorstellung.

Seit diesem Tag und mit dieser Erfahrung ist mir eines klar: Wenn ich mein Leben nach meinen Wünschen aufbaue, mich anderen öffne und mir und anderen vertraue, erhöhe ich meine Chancen darauf, die Informationen zu bekommen, die ich brauche. **Ich weiß**, dass ich immer stärker dazu in der Lage bin, mich selbst zu verwirklichen, mich besser kennenzulernen und mehr die zu sein, die ich bin. Das ist mir eine große Freude!

Natürlich behaupte ich nicht, alles zu hundert Prozent zu wissen. Aber selbst wenn es nur zehn oder zwanzig Prozent

sind, fühle ich mich einfach selbstsicherer und stärker in Verbindung mit meinen Wünschen. Es fühlt sich an, als wäre ich mit einer anderen Ebene von **Bewusstsein** verbunden, und das weckt Freude in mir!
Also ja, ich bekräftige, dass **ich weiß**, dass ich fähig bin, Selbstverwirklichung und Gottesbewusstsein zu erreichen.

A.P.

ICH WEISS hat eine unglaubliche Kraft, und manchmal mache ich mir den Spaß, wie von dir in deinen Vorträgen angeregt, beim Hören der Nachrichten oder dem Belauschen der Gespräche von Nachbarn, Ladenbesitzern und Kollegen im Geiste die Worte: „Ich denke“ und: „Ich glaube“ durch: „**ICH WEISS**“ zu ersetzen. Welche Kraft, Stärke und Überzeugung! Ich selbst versuche, so oft wie möglich **ICH WEISS** zu sagen anstatt „ich denke“ oder „ich glaube“ – und nach jedem Austausch erscheinen mir letztere Begriffe schal und leer, als würde ich reden, ohne wirklich etwas zu sagen, ohne engagiert zu sein, rein auf mentaler Ebene anstatt auf der Ebene des Herzens♥. Es fühlt sich so an, als wäre ich dann weniger verantwortlich für das, was ich sage. Es ist wirklich erstaunlich, und jetzt, wo ich es niederschreibe, wird es mir noch stärker **bewusst**. Wenn ich **ICH WEISS** sage, habe ich das Gefühl, mich zu engagieren und mir dessen bewusst zu sein, was ich sage.

C.L.

Der Unterschied zwischen HIER und DORT

Wie wir ja bereits gesehen haben, kann ich **als SEELE alles tun, alles wissen und überall sein**. Und gerade aufgrund dieses letzteren Aspekts plädiere ich dafür, so häufig wie möglich das Wort „**HIER**" zu verwenden anstatt des Wortes „**DORT**". Wenn es also darum geht, ein Objekt, das sich ein paar Meter von mir entfernt befindet, zu verschieben, dann bitte ich darum, dass mir das Objekt von **HIER** bitte nach **HIER** gebracht wird.

Es ist wichtig, Folgendes zu verstehen:

Meine Realität
ist nicht mein physischer Körper,
sondern vielmehr die SEELE, die ich bin.

Vor einigen Jahren gab ich in Quebec einen Workshop mit dem Titel „Innere Transformation". Während dieses über mehrere Wochen gehenden Workshops gab es häufiger geführte Meditationen. Als wir uns mit dem Thema „**HIER**" beschäftigten, ging es in der Meditation darum, wie es sich anfühlte, wenn der Leiter der Meditation folgende Vorschläge machte:

Ich bin HIER in Quebec
Ich bin HIER in Montreal
Ich bin HIER in Paris
Ich bin HIER in Moskau
Ich bin HIER in Tokio
Ich bin HIER in Los Angeles
Ich bin HIER in Berlin
Und so weiter …

Tatsächlich bewege ich mich nicht, denn **ICH BIN ÜBERALL**. Es ist wichtig, dass mein Verstand dieses Konzept versteht, denn es wird nützlich sein, wenn ich das tun möchte, was manche die „Reise der **SEELE**"[5] nennen. Einfacher ausgedrückt: Anstatt mit meinem Astralkörper[6] durch den Raum zu reisen, bin ich mithilfe der „Reise der **SEELE**" überall, und es ist allein die Aufmerksamkeit der **SEELE**, die sich bewegt.

Wenn ich die Macht der **Worte** nutze und **HIER** sage anstatt **DORT**, dann experimentiere ich lediglich mit dem Aspekt meines Wesens, das ich als **SEELE** bin. Es ist eine nützliche Übung, mein Bewusstsein für die Realität, die ich bin, zu öffnen für das spirituelle Wesen, das ich bin.

Bei dem **HIER** geht es auch um den Ausdruck **HIER UND JETZT**, den ich regelmäßig in geführten Meditationen verwende.

> Die SEELE existiert nur
> in der Ewigkeit des gegenwärtigen Moments.

Da sich die **SEELE** in Welten jenseits von Zeit und Raum befindet, gibt es für sie keine Vergangenheit und keine Zukunft, sondern nur die Gegenwart.

Die Kraft des ICH

Ich komme hier zu einem interessanten sprachlichen Punkt, nämlich dem Gebrauch von **ICH** statt „Du" oder „Sie". Die folgenden Ausführungen richten sich an alle Leser, speziell aber an jene, die in helfender Funktion tätig sind sowie Lehrer, Workshop-Leiter, Redner, Autoren und Personen, die Meditationen anleiten.

Ich verwende nun schon seit einigen Jahren den Ansatz, als **ICH** zu sprechen, speziell in meinen Vorträgen und Seminaren zur Persönlichkeitsentwicklung. Auch das vorliegende Buch ist in dieser Form geschrieben.

Wenn ich in der **ICH**-Form spreche, gibt es keine psychologische Trennung zwischen Sprechendem und Zuhörer. Auch muss der Zuhörer das Gehörte nicht in seinem Kopf übersetzen, um die erwähnten Punkte als eigene anzusehen.

Wenn ich ICH benutze,
entsteht ein machtvolles Phänomen,
denn ich gehe in diesem Moment
in Resonanz mit den anwesenden Menschen.

Resonanz steht in diesem Fall für einen Effekt, ein Echo, das im Verstand und im Herzen♥ entsteht.

Für dieses Phänomen der Resonanz gibt es eine Erklärung. Wenn ich zwei Klaviere mit den Rückseiten zueinander platziere und auf dem ersten die Note „A" anschlage und nach ein paar Sekunden die Saite bei diesem Klavier mechanisch anhalte, dann werde ich feststellen, dass die entsprechende Saite beim zweiten Klavier ebenso schwingt. Dieses Geschehen wird auch als Resonanzphänomen bezeichnet.

Wenn ich also meine Vorträge halte, dann verwende ich bei Erklärungen so häufig wie möglich das Wort **ICH**. Und damit die Teilnehmer dies nicht so interpretieren, als würde ich mich nur auf mich als Jacques Martel beziehen, sage ich ganz klar: **„Wenn ich von ICH rede, dann meine ich damit jede und jeden von uns"**, sodass ein Missverständnis gleich von vornherein ausgeschlossen ist.

Auf diese Weise hören die Teilnehmenden quasi sich selbst reden. Im Laufe der Jahre habe ich diese Technik in gewisser Weise automatisiert, was manchmal zu Situationen führt wie zum Beispiel: „Wenn ich starke Menstruationen habe, dann bedeutet dies …“ In der Regel verstehen die Zuhörenden, was gemeint ist. Um das Ganze etwas verständlicher zu machen, formuliere ich es auch häufig so: „Wenn ich eine Frau bin und gesagt bekomme, dass ich Brustkrebs habe, dann weiß ich, dass es daran liegt, dass ich in Bezug auf mein Kind oder meine Kinder überbelastet bin oder in Bezug auf etwas, das für meine Kinder steht.“

Durch diesen Ansatz wird der Kontakt zum Publikum viel intensiver. Es erfordert jedoch als Vortragender einen disziplinierteren Umgang mit Sprache, wozu viele nicht bereit sind. Es kann mir natürlicher erscheinen zu sagen: „Wenn Sie dies oder das wollen, dann müssen Sie nur dieses oder jenes tun“, anstatt zu sagen: „Wenn ich dies oder das will, muss ich nur dieses oder jenes tun.“ Wenn ich als Vortragender die ICH-Form benutze, dann spüre ich mehr Energie bei den Teilnehmern im Raum, und es ist möglich, dass dies einigen Rednern unangenehm ist. Die Kommunikation verbessert sich jedenfalls enorm, wenn ich das ICH verwende.

Einige Menschen erreichen Heilung allein dadurch, dass sie das Buch **Mein Körper – Barometer der Seele** lesen, und die Tatsache, dass es in der ICH-Form geschrieben ist, könnte einer der Gründe dafür sein.

Die Verwendung von „ICH“ im Buch
„Mein Körper – Barometer der Seele“
Das Buch, das in der ICH-Form geschrieben ist.

Als das Manuskript stand, begab ich mich auf die Suche nach einem Verlag. Ich sandte das Buch an eine Person, die ich für aufgeschlossen hielt und die andere Bücher zu spirituellen Themen herausgab. Als ich keinerlei Antwort erhielt, bat ich meinen damaligen Geschäftspartner, sich doch einmal mit dem Verlag in Verbindung zu setzen. Der Verleger antwortete, dass er und seine Kollegen Probleme mit dem Manuskript hätten, weil es aus der **ICH**-Perspektive[7] geschrieben sei. Ich sagte ihm daraufhin, dass ich in dieser Hinsicht keine Kompromisse eingehen könne, weil dies Teil eines Prozesses der Heilung oder Erweiterung des **Bewusstseins** auf Seiten des Lesers sei.

In diesem Kontext die **ICH**-Perspektive einzunehmen, bedeutet unter anderem, nicht zu schreiben: „Wenn Sie unter einer Infektion leiden, dann liegt es daran, dass Sie Wut spüren...", sondern stattdessen zu sagen: „Wenn **ich** unter einer Infektion leide, dann liegt es daran, dass **ich** Wut verspüre ..."

Mein Gehirn muss dann nicht dem Schritt vom **„Sie"** zum **„Ich"** machen, weil der Text gewissermaßen gleich aus dem Leser heraus spricht. Mein Gehirn kann daher nicht behaupten, es habe den metaphysischen Grund, den es gerade gelesen hat, nicht verstanden, bei dem es wiederum um meine Verantwortung bezüglich der Infektion geht. So bin ich manchmal auch vorgegangen, wenn ich Widmungen für **Mein Körper – Barometer der Seele** geschrieben habe, wie zum Beispiel:

> Für Peter,
> ich erlaube der **Liebe**, immer freier in mir und allen Menschen um mich herum zu fließen. Ich weiß, dass das Leben mir alles bringt, was ich benötige. Ich vertraue dem Leben und empfange das Glück, das ich verdiene. **Liebe** ist der wahre Heiler.
> *Jacques Martel*
> *Marseille, 26. Oktober 2002*

Einige Menschen gewannen den falschen Eindruck, dass sich diese Nachricht an mich persönlich richtete, weil sie aus einer **Ich**-Perspektive geschrieben war und meine Unterschrift trug. So erging es beispielsweise einem Therapeuten, mit dem zusammen ich einen Workshop in Quebec besuchte und dem ich diese Widmung in mein Buch geschrieben hatte. Ich fand erst ein Jahr später heraus, dass er die Art meiner Formulierung als sehr arrogant empfunden hatte. Zum Glück hatte ich zumindest nachträglich die Gelegenheit, ihm die wahre Bedeutung zu erklären.

Mir ist aufgefallen, dass etwa eine Person von hundert glaubt, ich hätte den Text für mich selbst geschrieben, und das hat durchaus seinen Grund. Es könnte eine Art von Schutzmechanismus sein, durch den eine Person das Geschriebene ablehnt, denn manchmal geschieht es aus einer Verbindung heraus, dass ich unbewusst etwas sehr Persönliches schreibe. Ich denke da beispielsweise an einen Therapeuten, für den ich im Jahr 1999 eine Widmung schrieb, bei der es darum ging, „Zärtlichkeit in meinem Leben zu **akzeptieren ↓♥**“. Ich kann mich deswegen noch so gut daran erinnern, weil meine Worte mich selbst überraschten und weil ich noch nie zuvor etwas in der Art geschrieben hatte und zudem die Person gar nicht kannte. Drei Jahre später verstand ich, warum diese Widmung genau so ausgefallen war.

Erfahrungsberichte

> Ich habe festgestellt, dass die Verwendung von **„ICH“** anstatt „Du“ oder „Sie“ unterschiedlich auf mich wirkt, je nachdem ob meine Augen offen oder geschlossen sind.
> Wenn ich beispielsweise bei geführten Meditationen mit geschlossenen Augen zuhöre, dann ist es so, als gebe ich mir

selbst die positive Anweisung, mich zu entspannen – eine Anweisung, mit der ich vollkommen einverstanden bin.
Ich habe dann das Gefühl, mein Leben vollständig in meinem physischen Körper zu erfahren, und das ist von großem Nutzen für mich. Es ist sanft und fühlt sich an, als hörte ich mir selbst zu, als spräche meine innere Stimme zu mir. Ich lasse mich dann in vollkommenem Vertrauen und sicher in ein fühlbares Wohlbefinden leiten.
Wenn ich einen Workshop besuche, sind meine Augen offen, und ich empfinde das Ganze anders. Ich habe dann eher das Gefühl, der Leiter spricht von sich selbst und seiner Erfahrung, und ich spüre dann, wie sich mein eventueller Widerstand gegen Veränderung auflöst. Mein Verstand entspannt sich, und ich kann mich stärker öffnen. Ich kann das Gehörte besser aufnehmen, die Information kommt gleich auf der Ebene des Herzens♥ an, und ich akzeptiere ↓♥ die Bewusstseinsveränderung, die in mir stattfindet.
Für mich immer wieder überraschend – und daher natürlich noch wunderbarer – ist die Tatsache, dass das Ergebnis in beiden Fällen gleich ist: Ich konfrontiere mich selbst mit einem ganz persönlichen und positiven Verständnis meines eigenen Erlebens. Ich sehe die zu lösende Situation aus einem anderen Blickwinkel, mit den Augen des Herzens♥, ich fühle mich ruhig und nachdenklich, gelassen und selbstsicher. Die **Bewusstseins**schübe treten ein und geben mir das sichere Gefühl, dass dies offensichtlich die ideale Lösung für mich ist, selbst wenn sie am Ende gar nicht oder nur halbwegs für mich passt. Es liegt dann an mir zu entscheiden, ob diese Lösung die beste ist und zu bewusstem Handeln führt. Wenn ich mir selbst genügend Kraft und Stärke gebe und darum bitte, spirituell geführt und geschützt zu sein, wenn ich auf meine Intuition und meine innere Stimme höre und das anwende, was ich fühle oder wahrnehme, im Wissen, die richtige Entscheidung zu treffen, dann kann das Licht erscheinen und auf geistiger und körperlicher Ebene Heilung stattfinden.

Ich sage **DANKE**.
Manchmal ... häufig ... breche ich ob dieser Dankbarkeit und des Segens in Tränen aus, auch jetzt beim Schreiben dieser Zeilen, denn durch die einfache Handlung des darüber Sprechens, Denkens und Schreibens erlebe ich alles erneut in meinen Zellen, und der gesamte Heilungsprozess findet wie durch Magie erneut statt, und ich staune ob all der Möglichkeiten und Fähigkeiten, die wir in uns tragen und die nur darum bitten, sich manifestieren zu dürfen. Wir müssen es nur wollen, und sei es nur zu einem Prozent!
In Gesprächen mit Freunden oder bei Beratungen erscheint mir die Verwendung des **„ICH“** anstatt des „Du“ oder „Sie“ ebenso sinnvoll, weil ich dann das Gefühl habe, sanfter und verständnisvoller zu sprechen und die andere Person das Gesagte tiefer aufnimmt und sich auf der Ebene des **Herzens♥** öffnet – das, was es braucht, um ins Bewusstsein vorzudringen.

A.P.

Das ICH ist ein machtvolles Werkzeug. Ich kann das bestätigen, weil ich mir regelmäßig Vorträge anhöre und es ungemein kraftvoll ist, wenn sich das Gesprochene auf diese Weise direkt an mich richtet. Mein Gehirn schafft sofort den Transfer und nimmt das Gesagte an, ohne das Hindernis des „Du“ oder „Sie“ überwinden zu müssen. Wenn ich einen Satz aus der ICH-Perspektive höre, dann nehme ich die Information auf, werde zu dieser Information, bin diese Information, anstatt sie nur zu haben. Durch das ICH ist die Information nicht allgemein, sie betrifft mich unmittelbar. Es ist leichter zu fühlen, als zu erklären. Nach so vielen Jahren ist es offensichtlich für mich. Durch das ICH fühle ich mich einzigartig und involviert. Die Aufmerksamkeit meines Gehirns, das sich direkt angesprochen fühlt, anstatt in einer Art von kollektivem

Nebel zu stecken, wird geweckt. Wenn ich das ICH höre, denke ich an mich, und die Information dringt schneller und tiefer in mich ein, ohne den Filter des kollektiven „Du". Es ist ein bisschen wie bei den Fernsehnachrichten, wenn die Informationen uns nicht direkt zu betreffen scheinen und uns nur oberflächlich berühren, weil sie an uns alle gerichtet sind und wir uns daher individuell weniger angesprochen fühlen. Ich bin sicher, dass dies anders wäre, wenn Nachrichtensprecher das ICH verwenden würden.

C.L.

Die Kraft des Denkens und Sprechens in positiven Steigerungen

Es gilt, gut darauf zu achten, welche **Worte** ich verwende und alle Formulierungen mit „weniger" zu vermeiden.

Ein Beispiel: Anstatt zu sagen, dass etwas *weniger* kostspielig ist und *weniger* schnell funktioniert, sage ich, dass diese Sache **ökonomischer** ist und **langsamer** funktioniert.

Es ist praktisch immer möglich, das Wort „weniger" durch einen Komparativ zu ersetzen. Die folgende Liste zeigt ein paar beispielhafte Wortpaare:

langsamer – schneller
teurer – wirtschaftlicher
langlebiger – kurzlebiger
leichter – schwerer
höher – niedriger
robuster – schwächer
widerstandfähiger – zerbrechlicher
usw.

Verstandesmäßig werde ich so in **Steigerungen** denken, und das spiegelt sich auch in meinem Unterbewusstsein wider.

Wenn ich in Begriffen wie „weniger" denke, neige ich dazu, mein Bewusstsein zu begrenzen. Denke ich hingegen in Kategorien von „mehr", fördert dies eher eine Erweiterung meines Bewusstseins.

Wie Sie negative in positive Ausdrücke verwandeln

Umwandlung vom Negativen zum Positiven*

Positive Formulierungen sind solche wie im folgenden Beispiel:
„In den 25 Jahren, die wir zusammen verbracht haben, hat es uns nie an etwas gefehlt" wird zu: „In den 25 Jahren, die wir zusammen gelebt haben, hatten wir immer alles, was wir brauchten." Die Grundaussage ist gleich, aber die verwendeten Worte sind positiver.

*Diese Tabelle habe ich vor einigen Jahren erhalten und ein wenig abgeändert. Sie stammt von einer Person, die meine Workshops besucht hat. Leider erinnere ich mich nicht mehr daran, wer es war, und ich konnte die Person trotz intensiver Bemühungen bislang nicht auffinden.

Negativer Ausdruck	Kommentar	Positiver Ausdruck
Ich bin **dort**	Beziehen Sie sich auf das Hier und Jetzt.	Ich bin **hier**
Alle Kombinationen mit: „Es **mangelt**/es **fehlt** an …“	Der Fokus liegt hier auf dem Mangel.	Ich **benötige**
Ich habe **Kummer** mit … Es ist **schwierig**	Der Fokus liegt hier auf dem **Problem**/der **Schwierigkeit**, und deutet auf ganz viel Schwere hin in dem, was ich lebe.	Das erfordert **Anstrengung** Das erfordert **Einsatz**
Das **Problem** ist, dass …		Die Situation ist so, dass …
Du gibst **nie** acht …	**Immer** und **nie/niemals** beziehen sich auf die Ewigkeit. Wenn ich keine Chance dafür lasse, dass Dinge sich ändern, dann fixiere ich sie *lebenslang*. Ich sollte stattdessen flexibler sein.	Du gibst **selten** acht …
Es ist **immer** das Gleiche …		Es ist **häufig** das Gleiche … (heute ist es so, aber es könnte sich ändern)
Das machst du **immer**		Das machst du **ziemlich oft**

Negativer Ausdruck	Kommentar	Positiver Ausdruck
Hier aber **trotzdem/immerhi**n auch einige gute Nachrichten	Das **Hier** bezieht sich auf das **Hier und Jetzt,** und das **trotzdem** verbindet mich virtuell mit allen negativen Ereignissen oder Ideen.	Und **hier** die gute Nachricht
Das **fällt** günstig	Das Hinabfallen hat einen Anklang daran zu fallen und mich zu verletzen, und so werde ich in meinem Leben Situationen programmieren, bei denen ich verletzt werde. Das **Wort „fallen"** beschwört auch den Konflikt herauf, der Multiple Sklerose verursacht.	Das **passt** gut
Ich sterbe vor Lachen	Hier besteht ein Bezug zum Tod und zu der damit einhergehenden Programmierung.	Das ist **echt witzig**!
Es ist verrückt, es ist Wahnsinn!	Ich programmiere mich selbst darauf, Wahnsinn zu akzeptieren.	Das ist **wunderbar**, das ist **großartig**, das ist **fantastisch**!

Negativer Ausdruck	Kommentar	Positiver Ausdruck
Es ist **höllisch/teuflisch** gut! (bei tollen Erlebnissen)	Ich programmiere mich selbst darauf, höllische Situationen im Leben zu akzeptieren.	Das ist **genial**, das ist **fantastisch**!
Ich würde gern in Urlaub fahren	Konditionalsatz: Ich muss herausfinden, was ich fürchte, wenn ich das Gewünschte bekomme. **„Ich würde gern“** bedeutet: **Ich will, aber ich befürchte …**	**Ich habe Lust**, in Urlaub zu fahren
Ich würde gern in Urlaub fahren	**„Ich würde gern“** bedeutet: **Ich will, aber ich glaube, ich kann es nicht.**	**Ich will** in Urlaub fahren
Etwas **Unglaubliches** ist gerade passiert	Ich glaube nicht, was ich lebe, was ich sehe und höre, ich glaube nicht daran, ich versetze mich in eine Welt der Illusion, ich programmiere mich darauf, nicht an etwas Reales zu glauben. Es handelt sich um eine Form von Realitätsflucht.	Es ist **großartig**, was gerade passiert ist

Negativer Ausdruck	Kommentar	Positiver Ausdruck
Es lohnt die **Mühe** nicht, vorbeizukommen und mir zu helfen Das lohnt die **Mühe** nicht	Ich richte bei den Handlungen in meinem Leben meinen Fokus auf Schmerz und Leid … Alles ist qualvoll.	Es ist gut so, ich danke für dein Angebot, aber ich komme allein zurecht. Das ist **nicht sinnvoll**
Stört dich das?	Ich nehme nicht meinen Platz ein, sondern versetze mich in die Rolle desjenigen, der immer ungewollt ist, der stört, der sich kleinmachen muss.	**Passt** das für dich?
Kannst du mir nicht einmal eine Minute opfern?	Durch die negative Formulierung erwarte ich eine negative Antwort, also nehme ich nicht meinen Platz ein. Bin ich mir sicher, dass ich die andere Person wirklich nur um eine Minute bitte und keine Sekunde mehr?	**Kannst du mir ein paar Minuten deiner Zeit opfern?**
Sich aus der Scheiße/Bredouille ziehen	Nimmt Bezug auf Exkremente bzw. Schwierigkeiten (Bredouille stammt aus dem Französischen und bedeutet Schwierigkeiten).	Eine **Lösung finden**

Negativer Ausdruck	Kommentar	Positiver Ausdruck
Ich **denke**	Ich denke (Verstand) Ich glaube (Glaube) oder **ich weiß** (in mir integriert)? Was ist meine Position?	Ich **weiß**
Ich hätte gern **ein bisschen mehr**	Ich begrenze mich darauf, nur ein wenig zu erhalten.	Ich hätte gern **noch mehr**
Das ist **nicht schlecht**	Ich programmiere mich auf Schlechtes.	Das ist **gut**
Das ist **furchtbar** gut	Ich programmiere mich mit Begriffen, die mit Angst verbunden sind.	Es ist **erstaunlich, fantastisch**
Das ist nicht weiter **schlimm**		Das ist **normal, klassisch**
Das ist **unvergesslich**	Habe ich Probleme, mich zu erinnern? Ich beziehe mich aufs Vergessen.	Das wird mir **im Gedächtnis bleiben**
Es besteht kein **Zwang** zu …	Ich setze den Fokus auf Einschränkungen.	Es **steht mir frei**, …

Negativer Ausdruck	Kommentar	Positiver Ausdruck
Kann man das nicht so machen?	Ich verschließe mich.	Kann man es so machen?
Da **hakt** (blockiert) es irgendwo	Ich blockiere mich, ich erstarre.	Ich werde mich stärker öffnen
Ich **lasse** dich mal **machen**	Ich mache mich lustig über den andern.	Mach es auf deine Weise
Ich **lasse** dich in Ruhe …	Dahinter steht die Idee von Getrenntheit.	Ich bleibe in Kontakt
Du müsstest …	Die Grundidee dahinter ist der Zwang, ich will eine Idee oder Handlungsweise vorschreiben.	**Ich schlage dir vor …**
Man müsste		**Ich könnte …**
Ich bin darin eine **Null**	Ich werte mich ab. Ich sollte stattdessen Lern- und Verbesserungsmöglichkeiten betonen.	Ich bin **zerstreut**, beim nächsten Mal gebe ich besser acht
Ich **hätte** es anders machen sollen	Dahinter steckt die Idee von Schuld. Ich sollte stattdessen Lern- und Verbesserungsmöglichkeiten betonen.	**Beim nächsten Mal** mache ich es anders

Negativer Ausdruck	Kommentar	Positiver Ausdruck
Ich bin misstrauisch	Ich setze den Fokus auf das Misstrauen, das Negative. Ich bleibe aufmerksam in Bezug auf das, was passiert und kommen könnte, was gut oder weniger gut ist.	Ich bin **wachsam**
Das ist nicht: - hässlich - schlecht - böse - schwierig - kompliziert **Du bist nicht:** - dumm - unfähig - ohne … - auf der Straße - arm	Negation eines negativ belegten Ausdrucks. Ich programmiere mich negativ.	**Das ist:** - schön - gut - sympathisch - einfach - leicht **Du bist:** - intelligent - fähig - mit… **Du hast:** - ein Dach über dem Kopf - die nötigen Mittel

Negativer Ausdruck	Kommentar	Positiver Ausdruck
Ich unterliege **Zwängen**	Mangel an Leichtigkeit und Freiheit.	Ich bin **beschäftigt**
Ich habe eine hohe Arbeits-**belastung**	Schwere	Ich **habe Arbeit**
Ich **habe nicht die Wahl**	Mangel an Freiheit in Bezug auf die sich bietenden Wahlmöglichkeiten. Ich will nicht alle Möglichkeiten sehen. Ich schränke mich aus Freiheitsmangel ein.	Unter allen möglichen Optionen **habe ich gewählt**
Ich erwarte **deinen Vorschlag**	Bezug auf Schläge	Ich erwarte deine Idee
Ist hier **niemand**?	Einsamkeit …	Ist hier **jemand**?
Behandlung	Lüge, Unwahrheit	**Pflege, Heilmittel, Heilverfah-ren**

Negativer Ausdruck	Kommentar	Positiver Ausdruck
Ich **sorge** für mich	Sorge bedeutet Schwere.	Ich lasse es mir **gut gehen**
Es gibt kein **Problem**	Schwere	Es ist alles i**n Ordnung**
Das ist **schweinisch** gut	Liebe ich etwa „Schweinereien“?	Das ist **sehr gut**
Das ist **zu** gut, das ist **extrem** gut	Ich begrenze mich hier in dem, was gut ist. Wenn ich befinde, dass dies schon zu viel ist, dann ist es zu viel … Mehr kann ich nicht manifestieren.	Das ist **wirklich sehr gut**
Das **beunruhigt** mich nicht	Ich lege die Betonung auf Beunruhigung.	Ich bin **zuversichtlich**
Nein, nein, alles ist gut!	Das ist so, als würde ich Vorwürfe oder negative Kommentare vom anderen erwarten, also beuge ich vor, bevor der erwartete Angriff kommen kann. Das „Nein, nein“ ist Zeichen meines Misstrauens der anderen Person gegenüber.	**Ja, ja,** alles ist gut!

Negativer Ausdruck	Kommentar	Positiver Ausdruck
Geht es dir auf die Nerven, wenn ich ...?	Ich nehme meinen Platz nicht ein. Ich störe ... Und außerdem denke ich für den anderen.	**Passt es dir, wenn ich ...?**
Wie geht es dir? **Ich kann nicht klagen. Es muss**	Das ist eine Form von Klage und Traurigkeit, von Mangel an Energie und Freude, die ich dem anderen übermittle. Ich traue ihm nicht ganz.	**Gut oder schlecht** (klare und präzise Antwort)
Jedes Leben hat sein Maß an **Leid**	Hinter dem Leid sehe ich nichts als Schmerz oder Traurigkeit. Stattdessen sollte ich betonen, was ich aus dieser Erfahrung mache und aus ihr gelernt habe.	In jedem Leid **akzeptiere ich die Lektion, die es zu verstehen gilt**

Negativer Ausdruck	Kommentar	Positiver Ausdruck
Dafür habe ich **keine Zeit**	Wir alle haben die gleiche Menge an Zeit. Diese Aussage ist demnach falsch, ich stelle mich als Opfer dar. Es geht darum, wie ich meine Zeit nutze, welche Prioritäten ich setze und um das Meistern meines Lebens.	Ich habe mir **nicht die Zeit genommen**. Ich hatte **andere Prioritäten**
Ich bin nicht **wegen Nichts** hergekommen	Hat einen abwertenden Beigeschmack.	Ich bin wegen **etwas** hergekommen
Die Sonne **knallt, brennt**	Hier geht es um Schläge oder Verletzungen.	Die Sonne ist **sehr intensiv** heute
Hab keine **Angst**!	Es ist besser, das Vertrauen zu stärken, statt sich auf die Angst zu beziehen.	**Vertraue** dir!
Ich **sollte**, ich **muss** …	Ich richte meine Aufmerksamkeit auf Dinge, die mich einschränken. Besser ist es, sein Augenmerk auf Möglichkeiten zu richten, die ich mir schaffe.	Ich **kann** … Es ist **notwendig**, dass …

Die Kraft des Wortes ICH in positiven Gedanken

Die folgenden Sätze stammen aus unterschiedlichen Büchern*, deren Titel ich in Klammern angegeben habe, die jedoch zu **ICH**-Sätzen oder positiven Aussagen umformuliert wurden. Ich kann die Übung machen, indem ich jeden Satz nehme und ihn **mit lauter Stimme und einer Hand auf meinem Herzen♥** ausspreche, damit er besser integriert werden kann. Es ist wichtig, dass ich meinen Verstand mit positiven Sätzen nähre, und sei es, um die negativen Sätze zu kompensieren, die ich im Lauf des Tages womöglich sage oder höre.

1 Ich bin glücklich, immer; jeder Weg ist leichter zu gehen, jede Last ist leichter zu tragen, jeder Schatten, der auf meinem **Herzen♥** oder meinem Denken lastet, löst sich leichter für mich, die Person, die entschlossen ist, glücklich zu sein. *(Vivre dans l'enthousiasme)*
2 Die Fülle des Lebens ist unabhängig von äußeren Dingen; ich selbst muss mir die **Schönheit** in meinem Leben erschaffen. *(Comment réussir sa vie)*
3 **Ich bin die Quelle meiner Fülle.** *(Créer l'abondance)*
4 Anstatt auf die Dinge zu schauen, die sich vage in die Ferne erstrecken, sollte ich mich um das kümmern, was in Reichweite ist. – Carlyle. *(Le plus grand secret du monde)*
5 Ich strahle Selbstwertgefühl, inneren Frieden, **Liebe**, Wohlbefinden und Glück aus. *(Créer l'abondance)*
6 Wenn ich in mir den Frieden Gottes kultiviert habe, bleibe ich auch in den kleinen Stürmen des Lebens ruhig. *(Fais-toi confiance)*
7 Alles, was ich erschaffe, stellt mich vollkommen zufrieden. *(Créer l'abondance)*

*Diese Bücher sind nicht auf Deutsch erhältlich.

8 Als Mensch muss ich die Umstände um mich herum **akzeptieren ↓♥**, und ich habe die Macht, meine Gedanken zu wählen und folglich die Umstände meines Lebens zu formen. *(L'homme est le reflet de ses pensées)*

9 Ich befinde mich zur rechten Zeit am rechten Ort. *(Créer l'abondance)*

10 Ich muss nach der Erfüllung meines inneren Wesens streben, hier, wo der tiefe Wunsch besteht, überragend zu sein. *(Vivre dans l'enthousiasme)*

11 Nur wer niemals etwas tut, kann auch keine Fehler machen. Ich übernehme die Verantwortung für meine Erfahrungen, sofern ich nicht zweimal den gleichen Fehler mache. – Roosevelt *(La Loi du succès)*

12 Ich schätze den zurückgelegten Weg ebenso sehr wie das erreichte Ziel. *(Créer l'abondance)*

13 Freundschaft ist wie das Leben und die Liebe; ich muss sie pflegen und auf sie achtgeben, sonst nimmt sie ab oder löst sich auf. *(Au cas où vous croiriez être normal)*

14 Was ich glaube, bestimmt meine Realität. Ich glaube an meinen nie endenden Wohlstand. *(Créer l'abondance)*

15 Ich genieße jeden Tag, der vergeht. Jeder Tag ist ein neues Dasein, das so nicht wiederkehren wird, und ich ziehe das Beste daraus. *(À la conquête de la frustration)*

16 Ich erlaube mir, mehr zu besitzen, als ich für möglich halte. *(Créer l'abondance)*

17 Wenn ich die Sonne anstrebe, erreiche ich vielleicht einen Stern. – P. T. Barnum *(Vivre à plein temps)*

18 Ich sende Liebe an meine Angst. Meine Ängste sind die Teile meines Seins, die meine Liebe erwarten. *(Créer l'abondance)*

19 Ich erwarte keinen Erfolg, der Erfolg erwartet **MICH**. Wenn die Gelegenheit an die Tür klopft, muss ich sie selbst öffnen. *(Les miracles de la motivation)*

20 Ich vertraue darauf, dass alles im idealen Moment und auf ideale Weise passiert. *(Créer l'abondance)*

21 Ich merke mir, dass Glück das Einzige auf der Welt ist, das durch Teilen größer wird. *(La psychocybernétique et l'accomplissement de soi)*
22 Solange ich nicht sage: „Ich gebe auf“, bin ich auf dem Weg zum Erfolg. *(Plus haut toujours plus haut)*
23 Ich höre nicht auf zu arbeiten oder zu spielen, weil ich älter werde. Ich werde älter, weil ich aufhöre zu arbeiten und zu spielen. *(Rendez-vous au sommet)*
24 Mein Bild von mir ist mein **Gewissen**. Ich halte es **jetzt** klar und glänzend. *(La psychocybernétique et l'accomplissement de soi)*
25 Ich bedauere nicht länger die Vergangenheit, ich lebe im Hier und Jetzt. Ich setze mir Ziele in der Gegenwart. *(À la conquête de la frustration)*
26 Alles, was ich tue, bringt mehr Schönheit, Harmonie, Ordnung und **Licht** in das Universum. *(Créer l'abondance)*
27 Ich sage nichts, was ich nicht auch niederschreiben und unterzeichnen würde. *(Les relations humaines)*
28 Ich finde heraus, was meine wichtigste Aufgabe im Leben ist, indem ich in mein Inneres und nicht nach außen blicke. *(Créer l'abondance)*
29 Die praktischste, schönste und umsetzbarste Philosophie wird nichts bewirken, wenn ich nichts tue. *(Rendez-vous au sommet)*
30 Wenn ich mein Ziel erreichen will, dann muss ich im Geiste den Weg vor mir sehen, bevor ich dort ankomme. *(Rendez-vous au sommet)*
31 Ich bin eine wertvolle Person. Meine Existenz ist wertvoll. *(Créer l'abondance)*
32 Ich mache aus einer Mücke keinen Elefanten. Ich schieße nicht mit Kanonen auf Spatzen. *(Comment vivre avec soi-même)*
33 Die schlechteste Entscheidung ist die, die ich nie getroffen habe. *(Rendez-vous au sommet)*

34 Ich liebe und **akzeptiere** ↓♥mich als die Person, die ich in diesem Augenblick bin. *(Créer l'abondance)*
35 Ich fürchte niemanden, ich hasse niemanden, ich wünsche niemandem Schlechtes, und ich werde mit hoher Wahrscheinlichkeit viele Freunde haben. *(La loi du succès)*
36 Ich denke wie ein Mitglied der Crew und nicht wie ein Passagier. *(La magie de s'auto diriger)*
37 Ich lade das Gute ein in mein Leben und öffne ihm die Tür. *(Créer l'abondance)*
38 Ich werde zu dem, was ich denke. *(Le plus grand miracle du monde)*
39 Wenn ich an Glück denke, handle ich wie eine glückliche Person. Gedanken werden zu Taten. *(Arrêtez la terre de tourner, je veux descendre)*
40 Ich lasse los in dem Wissen, dass nichts aus meinem Leben geht, ohne dass etwas noch Besseres erscheint. *(Créer l'abondance)*
41 Es ist das, was in mir ist, das mich vorangehen lässt. *(Rendez-vous au sommet)*
42 Um dieser unsicheren Welt zu entkommen, benötige ich eine innere Kraft, die mich entflammt. *(La psychocybernétique et l'accomplissement de soi)*
43 Indem ich mich selbst verändere, verändere ich die Welt um mich herum. *(Créer l'abondance)*
44 Ich genieße diesen Tag **heute** ... Und morgen den morgigen. *(Le plus grand miracle du monde)*
45 Ab **jetzt** erinnere ich mich daran, dass es beim Verwirklichen meiner Wünsche keine Grenzen gibt, und zwar bis ans Ende meiner Tage. *(C'est formidable!)*
46 Ich bin mehrmals gescheitert? Was für ein Glück! Jetzt weiß ich, welche Dinge ich **nicht** machen sollte. *(La loi du succès)*
47 Wenn ich beginne, mich kennenzulernen, beginne ich zu leben. *(Comment réussir sa vie)*

48 Ich kenne meinen Wert und respektiere ihn. *(Créer l'abondance)*
49 In jedem von uns steckt Größe. Es ist wichtig, dass ich **akzeptiere ↓♥**, sie zu sehen. *(À la conquête de la frustration)*
50 Meine Lebensqualität hängt von meiner **Haltung** ab. Es hängt von mir ab, ob die Dinge einfach oder kompliziert sind. *(Comment réussir sa vie)*
51 Ich wertschätze alles, was ich bin und besitze. *(Créer l'abondance)*
52 Ich erinnere mich daran, dass mein wahrer Reichtum nicht in dem liegt, was ich habe, sondern in dem, was ich bin. *(La loi du succès)*
53 Jedes Problem, das sich soweit vereinfachen lässt, dass ich es klar und in einem einzigen Satz ausdrücken kann, ist bereits zur Hälfte gelöst. *(À la conquête de la frustration)*
54 Ich strebe niemals danach, etwas anderes zu sein als ich selbst. *(Le plus grand succès du monde)*
55 In allem, was ich anderen anbiete, erkenne und respektiere ich ihren Wert. *(Créer l'abondance)*
56 Sobald ich nur genug an etwas glaube, nimmt dieses in meinem Geist Gestalt an, heraufbeschworen durch meine innere kreative Kraft. *(Votre force intérieure - TNT)*
57 Zuerst muss ich mit mir selbst leben können, bevor ich mit jemand anderem leben kann. *(Comment vivre avec soi-même)*
58 Ich suche immer nach dem, was für andere gewinnbringend ist; wenn andere gewinnen, ist dies ein Erfolg für mich. *(Créer l'abondance)*
59 Ich handle im **SINNE** der Menschen und nicht auf deren **KOSTEN**. *(Les relations humaines)*
60 **Liebe** ist ein Geschenk, das ich gebe, ohne im Gegenzug etwas dafür zu verlangen. *(Le plus grand miracle du monde)*

Die Kraft des Wortes DANKE – Türöffner für Liebe und Akzeptanz ↓♥

Danke. Ein kleines **Wort**, das dennoch einen großen Unterschied in meinem Leben machen kann, wenn ich es benutze. Es ist interessant zu sehen, dass das **Wort**

D-a-n-k-e

die gleiche Anzahl an Buchstaben aufweist wie das Wort

L-i-e-b-e

Tatsächlich drücke ich jedes Mal, wenn ich **Danke** sage, einer Person oder einer Situation gegenüber meine **Liebe** aus. Wenn ich mich im Restaurant beim Kellner bedanke, dann drücke ich damit meine **Liebe** für den Dienst aus, den er mir erwiesen hat.

Doch was ist mit anderen Situationen? Fühle ich mich spontan aufgerufen, **Danke** zu sagen, wenn ich einen Autounfall habe, mich mein Lebenspartner wegen einer anderen Person verlässt oder ein mir nahestehender Mensch plötzlich und unerwartet stirbt? Die Antwort lautet hier wohl eher: Nein. Doch auch hier lohnt es sich, die Dinge anders zu sehen. Warum?

Um das Folgende zu verstehen, muss man zwei grundlegende Prinzipen kennen. Zum einen **bin ich zu 100 Prozent verantwortlich für das, was ich erlebe**. Zum zweiten ist **die Liebe überall im Universum vorhanden** – also auch in allen Ereignissen in meinem Leben, ganz gleich, ob ich sie als gut oder schlecht einstufe.

Wenn ich daher **Danke** in einer Situation sage, auch wenn mir dies zunächst nicht als schlüssig erscheint, dann gehe ich in Kontakt mit dem Prinzip, dass alles, was mir widerfährt, einen

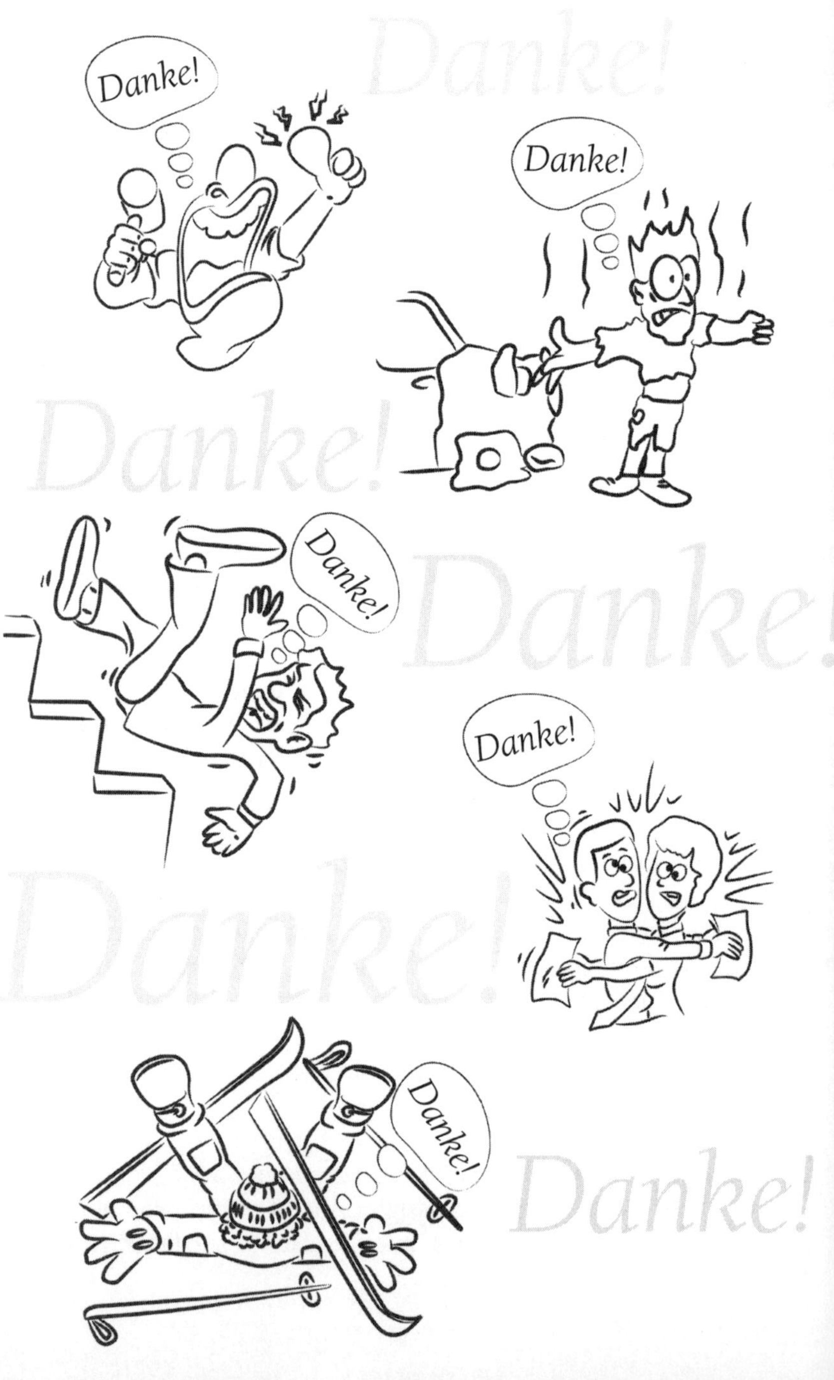
Danke!
Danke!
Danke!
Danke!
Danke!
Danke!
Danke!
Danke!
Danke!
Danke!

Grund hat – ob ich mir dessen bewusst bin oder nicht. Und da ich **zu dem werde, worauf ich meine Aufmerksamkeit richte**, kann ich diese auch gleich auf die **Liebe** richten, um den größten Nutzen aus der Situation zu ziehen und die Gründe zu verstehen. Wenn ich meine Aufmerksamkeit darauf richte, dass das mir Geschehene schrecklich, beängstigend, furchtbar ist, dann …

Ich sage den Teilnehmern an meinen Workshops oft, dass ich **Danke** sagen werde, wenn mir der sprichwörtliche Ziegelstein auf den Kopf fällt. Ich weiß, dass dies auf den ersten Blick nicht leicht zu verstehen ist, ja sogar masochistisch klingen mag, aber ich sage in diesen Momenten nicht **Danke** zum Leiden. Was passiert, steht im Zusammenhang mit meinem höheren **Ich**.

Ich bedanke mich,
weil ich weiß, dass es einen Grund
für das Geschehen gibt
und ich mir etwas bewusst machen soll.

Dafür bedanke ich mich. Manchmal werfe ich Ziegelsteine in die Luft und vergesse, dass ich es getan habe. Wenn sie dann einen Monat später herabfallen, erinnere ich mich nicht mehr daran und sage: „Was habe ich bloß verbrochen, dass das Leben mir so etwas antut?“ Tatsächlich sind solche Ereignisse keine Strafe, sondern es handelt sich lediglich um das Gesetz von Ursache und Wirkung. Wenn ich meinen Finger in eine Steckdose stecke und einen Stromschlag erleide, geschieht dies dann, weil Gott mich bestrafen will?

Manchmal erscheint es merkwürdig, wenn ich die **befreiende Kraft dieses Wortes** nutze, aber genau wie viele andere spüre ich nahezu sofort die wohltuende Wirkung. Ich habe einmal eine Dame in ihrem Zuhause besucht, die im letzten Stadium unter Knochenkrebs litt. Wir verstanden uns sehr gut, und so bat ich sie quasi als *Übung der Woche* mehrmals am Tag zu sagen: „**Danke** für meinen Krebs." Zunächst schaute sie mich ein wenig irritiert an. Sie fand es lächerlich, so etwas zu sagen, wusste aber auch tief in ihrem Inneren, dass es einen guten Grund geben könnte, dies zu tun, auch wenn sie den Sinn meiner Bitte nicht verstand.

In ihrem Fall resultierte der Krebs tatsächlich aus einem tiefen Mangel an Selbstwertgefühl. Er folgte auf eine Brustkrebserkrankung, die sie ein paar Jahre zuvor befallen und die Entfernung einer Brust erfordert hatte. Die Ursache dieser zweiten Krebserkrankung war eine psychische Belastung, die durch das mangelnde Selbstwertgefühl ausgelöst wurde, das wiederum zum Teil dem Brustkrebs und seinen Folgen geschuldet war. Das Gehirn, das diese Belastung nicht ertragen konnte, traf die Wahl, sie von einer psychischen in eine körperliche umzuwandeln und ihr die Form einer Krankheit zu geben, um so das Überleben zu verlängern. Ohne diese Umwandlung wäre der Tod wesentlich früher erfolgt. Und genau dies ist der Grund, warum sie Danke sagen sollte. Es geht darum, sich beim **Gehirn zu bedanken, dass es die bessere Entscheidung getroffen hat, nämlich die Lebenszeit bis zu dem Punkt zu verlängern**, an dem sich eine Lösung präsentiert und Heilung stattfinden kann.

Wird keine Lösung gefunden, stirbt die Person natürlich an Knochenkrebs, doch sie wird dank dieses vom Gehirn gesteuerten Prozesses länger gelebt haben. Wenn ich die **befreiende Kraft dieses Wortes** nutze, passiert etwas Merkwürdiges, das sich nicht logisch erklären lässt. Natürlich kommt es mir nicht als erstes in den Sinn, **Danke** zu sagen, wenn ein Missgeschick passiert. Da keine Logik beteiligt ist, schließe ich durch das bewusste Verwenden der Wortes **Danke** meinen Verstand sozusagen kurz und verbinde mich umso stärker mit meiner Intuition und der **Liebe**.

Ich begebe mich in eine privilegierte Position, weil ich die Situation aus einer höheren Sicht heraus betrachte, nämlich aus der Sicht meiner höheren Instanz, meiner **Seele**. Ich folge dem Prinzip, dass alles im Universum **Liebe** ist und dass alles Vorhandene meiner Entwicklung dient. Dadurch fällt es mir leichter, die Geschehnisse in meinem Leben zu sehen und zu verstehen und sie so leichter zu **akzeptieren ↓♥. Ich weiß, dass das Ziel meiner Erfahrungen ist, mehr Liebe, Freiheit und Weisheit in mein Leben zu bringen.**

> **Ich muss lernen, beständig** DANKE **zu sagen, anstatt etwas zu fordern.**

Danke ist ein außergewöhnlicher Schlüssel. Tatsächlich geht mein Unterbewusstsein in dem Moment, in dem ich etwas **fordere**, davon aus, dass es mir an etwas **mangelt**, und das kann sich auf der Ebene des **Herzens♥** wie ein Vakuum anfühlen. Außerdem befinde ich mich dadurch „in Erwartung“ von Ergebnissen. Die Wahrscheinlichkeit ist hoch, dass mein Ego der Quell meines Verlangens ist.

> Wenn ich etwas „fordere“, versetze ich mich in den Zustand der Erwartung.
> Wenn ich DANKE sage, versetze ich mich in den Zustand des Gebens.

Sollte ich etwas bekommen wollen oder gern in meinem Leben haben, dann kann ich diese Schwierigkeit umgehen, indem ich meine Bitte wie folgt formuliere:

DANKE aus ganzem Herzen♥ dafür,
dass mir DAS gegeben wird.

Auf diese Weise aktiviere ich stärker das Prinzip, dass ich mit der Fülle verbunden bin, die im Universum vorhanden ist und auf die ich HIER und JETZT zugreifen kann. Ich bin lediglich dankbar für das, von dem ich bereits weiß, dass es mir nach göttlichem Recht zusteht.

DANKE zu sagen lässt mich meine Kraft der Dankbarkeit entwickeln.

Je öfter ich DANKE sage,
umso stärker steigt meine Kraft der Dankbarkeit an
und umso weiter öffnet sich mein Herz♥.

Je stärker meine Kraft der Dankbarkeit in mir wächst, umso mehr Dankbarkeit werde ich in mein Leben ziehen, in Form der Menschen und Ereignisse, die mich umgeben.

Ich persönlich übe mich praktisch in allen Situationen meines Lebens in Dankbarkeit. Das äußert sich in Sätzen wie:

- **Danke** an alle, die diese Straße asphaltiert haben, auf der ich nun so gut fahren kann.
- **Danke** an alle, die die Straßenlaternen errichtet haben, die meinen Weg so viel sicherer machen.

- **Danke** an die Vögel, die mir mit ihrem Gesang den Tag versüßen.
- **Danke** für die Blumen am Wegesrand, die mein Leben verschönern.
- **Danke** an alle, die Straßenschilder aufgestellt haben, denn so kann ich leichter meinen Weg finden.
- **Danke** an alle, die zum Bau der Promenade Samuel de Champlain in Quebec beigetragen haben, diesem wundervollen Park am Ufer des Sankt-Lorenz-Stroms.
- **Danke** an Napoleon und die Personen, die damals die vielen Platanen am Ufer des Canal du Midi in Südfrankreich und entlang verschiedener Straßen gepflanzt haben, denn sie sorgen dafür, dass ich durch eine wunderbare Szenerie fahre.
- **Danke** an diejenigen, die den Aufzug installiert haben, mit dem ich gerade fahre, denn dank ihrer muss ich nicht zahlreiche Stufen hinaufsteigen und bin schneller an meinem Ziel.
- **Danke** an Ludwig XIV, an Tausende von Arbeitern und ebenso an die, die diesen Schatz bewahrt haben dafür, dass ich diesen wunderbaren Ort bewundern kann, den man das Schloss von Versailles nennt.
- **Danke**,
- **Danke**,
- **Danke**.

Wenn ich, aus welchen Gründen auch immer, in trüber Stimmung bin, kann ich diese Übung des **DANKENS** einsetzen, um meine Dankbarkeit dem Leben gegenüber zu steigern und so jeden Mangel zu zerstreuen, an den mein Verstand mich glauben lassen will.

Wenn ich DANKE sage, richte ich meine Aufmerksamkeit nicht auf mich, sondern nach außen und auf das Universum. Ich bringe damit folgende Aussage zur Anwendung:

Je mehr ich gebe,
umso mehr empfange ich!

Vielleicht verspüre ich ab und zu einen leichten Widerstand dagegen, **DANKE** zu sagen. Das kann daran liegen, dass bei einer Aktion, die tendenziell mein **Herz♥** öffnet, Erinnerungen hochsteigen, teils unbewusst, und die mich daran erinnern, dass ich in der Vergangenheit mehrfach verletzt wurde, wenn ich mein **Herz♥** geöffnet habe. Wenn ich also die Gefahr spüre, mich wieder zu öffnen, dann ist es wichtig, diese Angst zu überwinden, um mehr Weisheit, mehr **Liebe** und mehr Freiheit zu erlangen.

Die wahre Integrations- und Heilkraft von DANKE

In meinem Buch **Les 5 étapes pour parvenir à la Guérison** habe ich die fünf Schritte zur Heilung näher erläutert. Es sind die folgenden:

Wissen
Öffnung
Loslassen
Akzeptieren ↓♥
Handeln

Wenn ich **Danke** sage und so mein **Herz♥** öffne, beginnt ein Prozess des **Akzeptierens↓♥**, der mich zur Heilung führt und zu der damit einhergehenden Öffnung meines Bewusstseins. Der Prozess ist nicht logisch, aber er ist äußerst wirkungsvoll, wie ich an den Ergebnissen beobachten konnte.

Im Juni 2011 hielt ich in Quebec einen Workshop zum Thema **„Das innere Kind in mir wiederentdecken“**. Unter den sechzehn Teilnehmenden befand sich eine Frau, die ich hier einmal Denise nennen möchte. Sie war Ende fünfzig und von ihrem Vater schon als Kleinkind sexuell missbraucht worden. Als sie während des Workshops der Assistentin erzählte, was sie in den ersten drei Lebensjahren erlebt hatte, zeigte ihr Körper psychosomatische Reaktionen und erinnerte sich bis zu dem Punkt an das Geschehen, dass sie das Gefühl hatte zu ersticken, als sie die Szene wiedererlebte, in der ihr Vater ihr seinen Penis in den Mund geschoben hatte. Denise hatte über fünf Jahre Therapie hinter sich, sie hatte einen Doktor in Psychologie, aber diese Situation mit ihrem Vater war immer noch nicht gelöst. Sie kannte das Prinzip, über das wir während des Workshops gesprochen hatten, nämlich: **„Ich bin zu hundert Prozent verantwortlich für alles, was mir widerfährt“**, und zwar *unabhängig vom Alter*, und sie kannte die folgende Regel.

Alles, was mir passiert,
dient der Erweiterung meines Bewusstseins,
damit ich mehr Liebe,
mehr Weisheit
und mehr Freiheit erlange.

Ich bat sie, ihre Aufmerksamkeit auf all die Situationen zu richten, in denen sie von ihrem Vater missbraucht wurde. Dann sollte sie mir in die Augen sehen und **DANKE** sagen, immer wieder, mindestens zwanzig bis dreißig Mal, langsam, damit sie es so stark wie möglich in ihrem **Herzen♥** spüren könne.

Natürlich verspürte sie zunächst Wut, gefolgt von Verweigerung und Verärgerung, bevor sich zuletzt ein höheres Maß an Ruhe und innerem Frieden einstellte. Diese Übung erlaubte ihr, in ihrem **Herzen♥** zu spüren (und nicht in ihrem Kopf), warum ihr dies widerfahren war. Am Ende des Workshops teilte sie uns mit, dass sie nun zum ersten Mal in ihrem Leben sagen konnte: **Papa, ich liebe dich** … Ist das nicht eine schöne Art der Befreiung?

Zum Thema Rauchen

Ich bitte mittlerweile die Teilnehmer an meinen Seminaren, die Raucher sind und in den Pausen eine Zigarette rauchen, jedes Mal **Danke** zu sagen, wenn sie den Rauch inhalieren. Die Folgen zeigen sich manchmal schnell. Tatsächlich können viele, die die Übung richtig machen, ihre Zigarette nicht einmal zu Ende rauchen, weil ihnen übel wird. Vielleicht bietet sich hier ein einfacher und kostengünstiger Weg, mit dem Rauchen aufzuhören. Vor Kurzem hat eine Freundin, die um **die befreiende Kraft des Wortes** wusste, drei Zigaretten hintereinander geraucht und bei jedem Lungenzug **Danke** gesagt. Die Übelkeit während der Durchführung der Übung war so intensiv, dass sie sofort erfolgreich mit dem Entzug startete.

Zum Thema Essen

Ich schlug einer Person, die weniger essen wollte, vor, während des Essens bei jedem Schlucken innerlich **Danke** zu sagen. Gleich von den ersten Mahlzeiten an, bei denen sie dies praktizierte, spürte sie, dass es funktionierte und sie weniger Appetit verspürte. Sie war bereits satt, bevor sie den Teller leer gegessen hatte. Das machte ihr Mut, nun endlich mit der geplanten Diät zu beginnen.

Ganz allgemein

Es reicht aus, generell **Danke** zu allem zu sagen, was mich stört, ohne den Versuch zu machen, es zu verstehen. Auf diese Weise **halte ich mein Herz♥ offen und integriere Situationen, um sie verändern zu können**. Wenn ich unterwegs bin, bedanke ich mich manchmal aus tiefstem **Herzen♥** bei denen, die die Straße asphaltiert, die Straßenbeleuchtung und die Schilder angebracht, die Bäume am Straßenrand gepflanzt haben und so weiter. Ich kann mich natürlich auf den Standpunkt stellen, dass all diese Personen ja für ihre Arbeit bezahlt werden. Natürlich werden sie das. Dennoch hat es Menschen gebraucht, die dies taten, und genau dafür sage ich **Danke**. Ich glaube, dass es wichtig ist, **Danke** zu sagen, egal was mir im Leben passiert, denn das senkt meinen Stresspegel und erhöht so meine Chancen, gesund zu bleiben. Ich konnte mich anlässlich meiner ersten Reise in die Schweiz im Jahr 1998 persönlich davon überzeugen.

Die Person, bei der ich untergekommen war, setzte mich buchstäblich von einem Tag auf den anderen und ohne irgendeine Erklärung vor die Tür. Da stand ich nun – ganz allein und umringt von meinem Gepäck. Der Bahnhof des kleinen Ortes war rund einen Kilometer weit entfernt. Ich sagte mir, dass selbst ein Obdachloser mehr Glück hatte als ich, denn viele von ihnen haben zumindest Einkaufswagen, in denen sie ihr Hab und Gut transportieren. Am Bahnhof in Genf angekommen und erneut umringt von meinem Gepäck fragte mich jemand in einer mir unbekannten Sprache nach dem Weg. Wenige Sekunden später bemerkte ich, dass man mir meine Tasche gestohlen hatte, die meinen brandneuen Laptop, den tragbaren Drucker und einige andere Dinge enthielt, die insgesamt über 5.300 Euro wert waren. Ich fand, das war ein bisschen viel für einen Tag – vielleicht sogar zu viel.

Zum Glück rief mich meine innere Stimme zur Ordnung. Sie warnte mich davor, ein **Übermaß an Stress** aufzubauen, denn je nachdem, wie mein Gehirn die Belastung interpretiert, können Krankheiten daraus entstehen. Das zumindest war mir schon seit einigen Jahren bewusst. Ich begann also mit geringer Begeisterung, aber mit dem Ziel, positive Informationen an mein Gehirn zu senden, die „positiven" Seiten an dem zu sehen, was mir widerfahren war:

> Schau einmal, Jacques, immerhin musst du nun eine Tasche weniger tragen. Dieser Koffer wäre in der Pariser Metro ganz schön hinderlich gewesen. Dein Laptop und alles andere sind nur Dinge und können ersetzt werden. 95 Prozent der Daten auf dem Laptop sind auf dem Rechner zu Hause gespeichert. Außerdem bist du wahrscheinlich gegen Diebstahl versichert. Das kannst du ganz in Ruhe nachprüfen, wenn du wieder zu Hause bist. Schließlich ist es nur ein Diebstahl. Es hätte schlimmer kommen können! Du hättest einen Unfall haben und im Krankenhaus liegen können.

Ich erinnerte mich auch an das Unglück, das nur wenige Monate zuvor in Quebec passiert war, als bei der *Funiculaire*, der Standseilbahn in der Altstadt, ein Seil riss und es Tote und Verletzte gab. Obwohl mich der Diebstahl beschäftigte, der meinem ebenfalls eher unschönen morgendlichen Erlebnis auf dem Fuß folgte, war es wichtig, dass mein Gehirn nützliche Informationen erhielt, die dazu beitrugen, den Stresspegel zu senken.

Wäre das Übermaß an Stress ausreichend gewesen, um eine Krankheit auszulösen? Ich weiß es nicht, aber es war besser, dass ich von meiner Seite aus alles unternahm, um dagegen anzugehen. Und aus diesem Grund sagte ich **Danke**, auch ohne das zu verstehen, was mir widerfahren war. Ich wusste, dass es das Beste war, was ich tun konnte.

Ich habe also gelernt, so oft wie möglich **Danke** zu sagen, und mein Leben läuft seitdem in vielerlei Hinsicht viel besser.

Wenn mich eine Situation aus der Bahn wirft und ich frustriert bin, dann beeile ich mich, **Danke** zu sagen, und sei es mit zusammengebissenen Zähnen, denn mein Gehirn registriert meinen Dank. Ich füge dann noch hinzu: „Es ist fantastisch, es ist großartig, es ist wunderbar." Nehmen wir einmal an, ich habe einen kleinen Unfall mit meinem Auto, dann sage ich: **„DANKE, es ist fantastisch, es ist großartig, es ist wunderbar."** Das erscheint nicht gerade logisch, aber das implizite Prinzip ist hier, dass ich zu hundert Prozent für alles verantwortlich bin, was mir geschieht, selbst wenn objektiv gesehen jemand anders im Unrecht zu sein scheint. Das **DANKE** hilft mir dabei, offen zu bleiben, anstatt mich zu verschließen und fatalistisch zu resignieren, mir bewusster zu werden, warum mir dies widerfahren ist, und es zu **akzeptieren ↓♥**[8]. Das Hinzufügen von **„Es ist fantastisch, es ist großartig, es ist wunderbar"** dient lediglich dazu, meine Aufmerksamkeit auf etwas Positives zu lenken, statt dass ich die Situation ablehne und sie somit mit negativer Energie belege.

Für die **SEELE**, die ich bin, und das gilt für jede und jeden von uns, ist ALLES, was uns widerfährt, lediglich eine ERFAHRUNG, ganz gleich, ob ich sie als Mensch positiv oder negativ bewerte. Ob ich im Lotto gewinne oder mein Haus niederbrennt – es sind einfach nur zwei unterschiedliche Erfahrungen für die **SEELE**. Dennoch ist es natürlich so, dass ich Präferenzen habe.

Das folgende Beispiel ist ein Text, den eine Person für einen geliebten Partner geschrieben hat, unter Nutzung der **befreienden Kraft des Wortes „Danke"**:

Danke für deine Post, die mir Freude gemacht hat.
Danke für deinen Telefonanruf, der mich beruhigt hat.
Danke für deine Offenheit, die mehr **Licht** in mein Leben bringt.
Danke für deine Freundlichkeit, die mich freut.
Danke für dein Verständnis, das mich tröstet.
Danke für deine Zärtlichkeit, die mein **Herz♥** erwärmt.
Danke für dein Vertrauen in mich, das mir Sicherheit gibt.
Danke für deine **Liebe**, die mich wachsen lässt.
Danke für dein Lächeln, das mir Hoffnung gibt.
Danke für die Zeit, die du mit mir verbringst und in der ich den Fluss der **Liebe** in mir stärker spüre.
Danke für die langen Küsse, in denen ich mich verliere, aber mit dir verbunden bleibe.
Danke für deine zärtlichen Berührungen, die mir dabei helfen, mich selbst stärker in dieser Welt zu **akzeptieren↓♥**.
Danke, dass du dich von mir berühren lässt – es gibt mir die Möglichkeit, stärker in Kontakt zur **Liebe** in der Welt zu gehen.
Danke für das gemeinsame Genießen von Freude, durch das ich mich dem gegenwärtigen Moment öffnen kann.
Danke für die Umarmung unserer Körper, die mir hilft, noch stärker zu **akzeptieren↓♥**, dass ich ein Teil dieser Welt bin.
Danke …
Danke …
Danke …

Erfahrungsberichte

„Nach einer Massage fragte ich die Klientin, wie sie unseren Termin empfunden habe. Sie erklärte, dass diese Sitzung im Vergleich zu anderen wohltuender für sie gewesen sei. Sie habe sich offener gefühlt und so auf leichtere Weise noch mehr loslassen können. Tatsächlich hatte ich während der gesamten Sitzung innerlich wie ein Mantra **Danke, Danke, Danke** vor mich hingesagt.

Dieses Mantra zu wiederholen ist auch sehr effektiv bei Akupressur-Behandlungen. Die Wirkung stellt sich dann bei den einzelnen Punkten viel schneller ein.

Ich habe die Erfahrung bei einer weiteren Klientin wiederholt, bei der das Ergebnis ebenfalls sehr positiv war, vor allem, weil sie am Ende der Sitzung sagte, dass sie mein **Danke** ihrerseits ergänzt hatte durch:

Ich **akzeptiere ↓♥**,
Ich **akzeptiere ↓♥**, mich zu öffnen,
Ich **akzeptiere ↓♥** eine immer stärkere Öffnung.

Danièle F., November 2002“

„Über das Wort **Danke** gäbe es so viel zu sagen. Es ist ein magisches Wort, das es uns erlaubt, Geschehnisse zu **akzeptieren ↓♥** und den Stresspegel zu senken, der mit schwierigen oder sehr schmerzhaften Situationen verbunden sein kann. Ich habe es vor Kurzem selbst probiert und muss sagen, dass ich in der Psychiatrie gelandet wäre, wenn ich nicht die Technik des **Danke** gekannt hätte, das ich teilweise endlos wiederholt habe.

Danke zu sagen senkt den Stresspegel und ermöglicht es, den Verstand zu beruhigen, weil dieser denkt: „Wenn sie **Danke** sagt, dann kann es nicht so schlimm sein." Ich kann also den Stress verringern, alles ist richtig, so wie es ist. **Danke** ist ein unverzichtbares **Wort** des spirituellen Vokabulars.

C.L.

Danke zu sagen ist ein zugleich einfaches und sehr wirkungsvolles Werkzeug. Ich habe festgestellt, dass ich in Situationen, in denen ich aus der Bahn gerate, durch das **Danke** eine negative Reaktion *deaktivieren* kann, bevor ich in die Bewertung gehe. Ich spüre, dass mein **Herz♥** offener bleibt, und das verringert meinen Stress. Es ist, als würde ich mir sagen: „Es bringt nichts, sich aufzuregen oder zu reagieren, versuch lieber zu erkennen, warum das passiert."
Danke zu sagen hilft mir, im **Akzeptieren ↓♥** dessen zu bleiben, was passiert, selbst wenn es negativ erscheint. Ich sage auch in positiven Situationen sehr oft **Danke**, wenn schöne Dinge passieren. Ich spüre dann, wie ich noch stärker in ein Gefühl der Fülle komme. Ich verstärke das Positive. Alles erscheint noch schöner!

L.B.

Ich versuche, so oft wie möglich an diese Technik zu denken, damit ich **Danke** sage und offen bleibe, was durchaus noch kein automatischer Reflex ist! Es ist wahr, dass diese Technik dabei hilft, unsere emotionalen Reaktionen zu steuern und gelassener zu bleiben, anstatt uns von Ereignissen aus der Bahn werfen zu lassen. **Danke!**

V.R.

Wenn mir etwas Unangenehmes oder Unvorhergesehenes zustößt oder etwas nicht so läuft, wie ich es gerne hätte, sage ich **Danke**. Es tut mir gut zu wissen, dass ich ein Ereignis in Relation setzen und hinter mir lassen kann. Manchmal hilft mir das **Danke** auch dabei, zu verstehen, warum dieses oder jenes so passiert ist.

S.C.

Ich sage häufig **Danke**, wenn ich auf eine schwierige Situation stoße, also beispielsweise ein Klient eine Rechnung erst sehr spät bezahlt oder ich Probleme mit einem Nachbarn habe. All dies sind Gelegenheiten, an mir selbst zu arbeiten. **Danke** zu sagen tut mir gut und beschert mir auf allen Ebenen eine positive Haltung.

J.D.

DANKE ist ein außergewöhnliches und machtvolles Werkzeug. Ich muss mich dann nur noch dafür öffnen, den Sinn zu verstehen.

Das automatische NEIN in ein JA verwandeln

Es passiert gar nicht so selten, dass ich eine Bemerkung mache oder auf eine Frage antworte und dabei meinen Satz mit einem NEIN beginne. Wenn mich also jemand fragt und meine Antwort lautet:

„**NEIN**, das interessiert mich“	dann wandle ich dies in: „**JA**, das interessiert mich.“
„**NEIN**, ich werde es mir überlegen“	dann wandle ich dies in: „**JA**, ich werde es mir überlegen.“
„**NEIN**, ich will dir sagen“	dann wandle ich dies in: „**JA**, ich will dir sagen.“

Es ist erstaunlich, wie oft ein Mensch im Verlauf einiger Minuten das Wort **NEIN** verwenden kann und dieses vom Gehirn registriert wird. Ich denke an die hohe Anzahl an **NEINs,** die mein Gehirn jeden Tag registriert. Ich stelle fest, dass ich größtenteils dann **NEIN** sage, wenn ich dabei bin, etwas zu sagen, was mich offener macht. Das entspricht der bereits zuvor gegebenen Erklärung, dass ich nämlich davor stehe, mich stärker zu öffnen und dass mein Gedächtnis sich daran erinnert, dass dies in der Vergangenheit zu Gefahr oder Verletzungen geführt hat. Unbewusst versuche ich also meine Offenheit zu „begrenzen“, um mich sicherer zu fühlen. Deshalb ist es so wichtig für mich zu üben, ein **NEIN** durch ein **JA** zu ersetzen.

Die Bedeutsamkeit der Worte IMMER und NIE

Ich habe bereits angemerkt, dass mein Gehirn wie ein Computer funktioniert – eine Erklärung dafür, wie wichtig Worte und ihre Bedeutung sind und wie sie mich bewusst oder unbewusst programmieren.

> Wenn ich Worte wie
> IMMER oder NIEMALS
> verwende,
> dann ist das Prinzip der Ewigkeit darin enthalten.

Ich muss also achtsam sein, wenn ich diese beiden Worte verwende. Wenn ich beispielsweise sage: „**Immer** verliere ich meine Schlüssel“, dann heißt das nichts anderes, als dass ich bis in alle **Ewigkeit** zehn von zehn Malen den Schlüssel verliere. Es kann schon sein, dass ich sie häufig oder sogar sehr häufig verliere, aber das ist etwas anderes als **immer**. Vielleicht verliere ich meine Schlüssel tatsächlich in acht von zehn Fällen – und programmiere durch das Wort **immer** nun mein Gehirn darauf, die Schlüssel in zehn von zehn Fällen zu verlieren. Das Gleiche gilt, wenn ich sage: „Ich habe bei der Lotterie **nie** Glück.“ Selbst wenn meine Chancen nicht hoch stehen, dann programmiere ich sie so auf null Prozent, denn das hat mein Gehirn gehört.

Jedes Mal, wenn ich nicht gewonnen habe, verstärke ich die Situation noch dadurch, dass ich sage: „Wusste ich’s doch!“ So wird diese „Wahrheit“ noch stärker in meinem Gehirn verankert.

Ich kann die beiden Worte jedoch auch zu meinem Vorteil verwenden, indem ich beispielsweise sage:

Ich weiß, dass ich **immer** geschützt und geführt bin.
Ich werde **immer** die notwendigen finanziellen Mittel haben, um meine Projekte voranzutreiben.
Ich werde dich **immer** lieben.
Nie wird mich jemand negativ beeinflussen können.

Diese Sätze stellen eine einfache, aber bedeutsame Übung dar.

Die heilenden Worte aus dem Buch Mein Körper – Barometer der Seele

Der ehemalige französische Arzt Gérard Athias[9] stellte bei seinen Untersuchungen Folgendes fest: Wenn er einen Patienten dazu bringen konnte, ein **Wort** auszusprechen, das die gleiche etymologische Wurzel besaß wie der Name der Krankheit, unter der er litt, dann kam manchmal spontan eine Emotion hoch, die einen Heilungsprozess in Gang setzen konnte. Das Gehirn **weiß**, dass zwischen den beiden Worten eine Verbindung besteht, auch wenn es dem Menschen selbst nicht bewusst ist. Ich betrete das Haus also durch die Hintertür – den Konflikt und/oder die Emotion, der bzw. die damit verbunden ist – und befreie dann die jeweilige Emotion oder schaffe Verständnis für sie, damit Heilung stattfinden kann. Diese Erklärung wird in meinem Buch **Mein Körper – Barometer der Seele** nicht gegeben, aber ich kann dennoch **Worte** einsetzen, die die gleiche Wurzel wie der Name der Krankheit haben, indem ich mich an denen orientiere, die jeweils *fett* und ***kursiv*** gedruckt sind.

Die **Worte** wurden im Rahmen eines Workshops von Gérard Athias gesammelt, indem er das Verfahren erklärte. Mit seiner

Erlaubnis fanden sie Eingang in mein Buch **Mein Körper – Barometer der Seele**, um einen metaphysischen Zugang zu Krankheiten zu beschreiben, indem sie in einen passenden Satz gekleidet wurden. Auf diese Weise bekommt man manchmal eine Emotion zu fassen, die mit dem Problem verbunden ist, ohne dass der Verstand eingeschaltet werden muss. Ich nenne das immer: „Durch die Hintertür kommen." Tatsächlich erfasst mein bewusster Verstand das Wort häufig nicht in seiner Verbindung zur Krankheit, und es besteht die Chance, dass es Auswirkungen hat und einen Prozess von Befreiung und Heilung der Emotionen auslöst. Deshalb sind die **fett** und ***kursiv*** gedruckten Worte besonders wichtig, vor allem bei der Übung der „einsilbigen Aussprache", die in diesem Buch beschrieben wird. Es besteht so eine größere Chance, dass die Emotionen aktiviert werden, die meinem Konflikt zugrunde liegen.

Die Heilungstechnik: Die Wirkung von Worten, die Silbe für Silbe gesprochen werden

Bei dieser Technik handelt es sich um eine Integrationstechnik, die es ermöglicht, Verletzungen an ihrem Ursprung zu heilen, indem die alchemistische Kraft des **Herzens♥** eingesetzt wird, um eine Wandlung zu erzielen. Es handelt sich um eine wirkungsvolle Technik, die sich in der Praxis bewährt hat.

Der folgende Text ist wortwörtlich aus meinem Buch **Mein Körper – Barometer der Seele** übernommen:

*Eine besondere Lesetechnik: Bessere Integration des Gelesenen durch einsilbige, rhythmische und sequenzielle Aussprache**

*© Mein Körper – Barometer der Seele.

Ich kann die in diesem Buch enthaltenen Informationen verwenden, um Änderungen auf der Ebene meiner Gemütsbewegungen vorzunehmen. Indem ich die nachfolgende Übung ausführe, kann ich mein emotionales Gedächtnis aktivieren und möglich machen, dass ein Teil meiner Gemütsbewegungen von meinem Kopf zu meinem **Herzen♥** in Liebe geheilt wird.

Es geht darum, sich den Text über eine Krankheit vorzunehmen und ihn *Silbe für Silbe* zu lesen, wobei man sich pro Silbe mindestens eine Sekunde Zeit lässt. Nehmen wir zum Beispiel **Arthritis**:

Arthritis (allgemein)
„Die **Arthritis** wird als entzündlicher Zustand eines Gelenks definiert. Jeder Bereich des menschlichen Bewegungsapparates kann davon betroffen sein: Knochen, Bänder, Sehnen oder Muskeln. Sie ist durch Entzündung, Muskelsteife und Schmerzen gekennzeichnet, denen auf psychischer Ebene **Verschlossenheit, Kritik, Kummer, Traurigkeit** oder **Wut entsprechen**."

Diesen Text lese ich nun wie folgt:

Ar-thri-tis (all-ge-mein)
„Die-**Ar-thri-tis**-wird-als-ent-zünd-lich-er-Zu-stand-ei-nes-Ge-lenks-de-fi-niert.-Je-der-Be-reich-des-mensch-li-chen-Be-we-gungs-ap-pa-ra-tes-kann-da-von-be-trof-fen-sein:-Kno-chen,-Bän-der,-Seh-nen-o-der-Mus-keln.-Sie-ist-durch-Ent-zün-dung,-Mus-kel-stei-fe-und-Schmer-zen-ge-kenn-zeich-net,-de-nen-auf-psy-chi-scher-E-be-ne-**Ver-schlos-sen-heit,-Kri-tik,-Kum-mer,-Trau-rig-keit**-o-der-**Wut-ent-spre-chen**."

Und ich setze die Lektüre auf diese Weise mit dem vollständigen Text fort, der im Buch steht. „**Es ist ausgesprochen wichtig, sehr langsam zu lesen**, höchstens eine Silbe pro Sekunde oder noch langsamer. Es kommt nicht darauf an, ob mein

Intellekt die Wörter oder Sätze, die ich ausspreche, versteht. Es kann vorkommen, dass während der Übung Gemütsbewegungen wie Leid oder Traurigkeit auftreten; es kommt darauf an, Liebe in die Situation einzubringen. Ich kann mir den Text über eine Krankheit vornehmen, an der ich derzeit leide, oder über eine Krankheit, an der ich früher gelitten habe oder von der ich befürchte, dass ich sie bekommen könnte. Wenn während der Übung Gemütsbewegungen auftreten, kann ich später oder an einem anderen Tag damit weitermachen, so lange, bis keine Gemütsbewegungen mehr auftreten und ich mich beim Lesen des Textes wohlfühle."

Die folgenden Informationen dienen als zusätzliche Erläuterung zum Einsatz dieser Integrationstechnik. Aus meiner Sicht ist *Integration* ein Vorgang der Selbstbewusstwerdung, der in gewissem Sinne auch *Heilung* beinhaltet, denn ein Leiden oder eine Krankheit ist nichts anderes als eine Botschaft meines Körpers, die mir ins **Bewusstsein** rufen soll, was sich gerade in meinem Leben abspielt.

Ich habe diese Technik zuerst in meinen Workshops zum Thema **Das innere Kind in mir wiederentdecken** eingesetzt, die ich seit März 1993 gebe. Sie findet in dem Moment Einsatz, in dem der Erwachsene einen Brief an sein inneres Kind schreibt und dieses ihm antwortet.

Was passiert nun, wenn ich diese Technik anwende? Dazu muss man zunächst einmal verstehen, dass das Gelesene, je schneller ich lese, umso stärker mental verarbeitet wird. Lese ich hingegen langsamer, kommt der Inhalt stärker in Kontakt mit dem Energiezentrum des **Herzens♥**, das man auch als **Herz♥**-Chakra bezeichnet.

Jede Krankheit ist eine
bewusste oder unbewusste Interpretation
eines Mangels an Liebe
gegenüber einer Person oder Situation.

Es ist so, als sei diese Botschaft oder Verletzung auf der Ebene der **Liebe** gespeichert, was bei einem menschlichen Wesen dem Energiezentrums des **Herzens**♥ entspricht.

Meine Verletzungen, die mit einem Mangel an Liebe zusammenhängen, sind in meinem **Herzen**♥ gespeichert in der Form von:

Ablehnung
Verzicht
Verrat
Wut
Unverständnis
Traurigkeit
Enttäuschung
Demütigung
Ungerechtigkeit
Ohnmachtsgefühl
etc.

Diese Verletzungen können auch von einer der **sechs grundlegenden Ängste**[10] herrühren, wie Sie auf S. 87 oben aufgelistet sind.

Angst vor dem Tod
Angst vor Kritik
Angst vor Krankheit
Angst vor dem Alter
Angst vor Armut
Angst, eine Liebe zu verlieren

Um die in mir gespeicherte Botschaft ändern zu können, **muss ich sie an ihrem Ausgangspunkt aktivieren**. Wenn ich also die Situationen bestimmen will, die die jeweiligen Emotionen *reaktivieren*, dann muss ich die „Datei" finden, in der die Information im Moment ihrer Speicherung abgelegt wurde, und den Kontext, der zum Entstehen der Verletzung beitrug. Indem ich erneut die Umstände oder die Situation herstelle, durch die in mir Schmerz, Wut und Trauer etc. ausgelöst wurden, öffne ich das Energiezentrum des **Herzens♥**. Die Energie der **Liebe**, die Heilung bringt, kann eintreten, und zugleich kann die Integration der **Bewusstheit**, die damit einhergeht, stattfinden.

Damit die Ausspracheübung besonders wirksam ist, stelle ich mir vor, dass meine Worte aus meinem **Herzen♥** kommen, so als wäre mein Mund in meinem **Herzen♥** angesiedelt. Während der Übung kann es vorkommen, dass ich in verschiedenen Bereichen meines Körpers ein Kribbeln oder Wärme spüre oder auch Schmerz, Trauer und andere Emotionen jeglicher Art. Sollten starke Gefühle von Schmerz oder Traurigkeit auftreten, reicht es aus, ruhig zu bleiben, denn dies ist normal, und mein Körper weiß, dass er es aushalten kann.

Wenn ich aus dem einen oder anderen Grund Angst habe, zu starke Emotionen zu erleben, kann ich die Übung im Beisein einer Person durchführen, die in der Lage ist, mich in meinem Prozess zu unterstützen und verantwortungsvoll zu handeln, wie beispielsweise eine Therapeutin. Ich kann diese außergewöhnliche Technik auch auf viele Alltagssituationen anwenden.

Ich wende diese Technik schon seit vielen Jahren in meinen Workshops zum Thema **Das innere Kind in mir wiederentdecken** an, und zwar in Form einer Übung, bei der ich als Erwachsener meinem inneren Kind einen Brief schreibe und umgekehrt. Die Ergebnisse sind absolut erstaunlich. Als Teilnehmer durchlebe ich unvorhersehbare Emotionen in Bezug auf verschiedene Aspekte meines Lebens.

Im Folgenden möchte ich dazu einige Beispiele anführen.

Brief an eine mir nahestehende Person

Hier ist es zuallererst wichtig, im Brief positive Formulierungen zu verwenden, um die potenziell negativen Auswirkungen auf die Person zu mildern, die ihn empfängt. Beim Empfänger könnten Ängste hochkommen, oder er könnte sich schuldig oder angegriffen fühlen, wenn ich diese Anpassungen nicht vornehme. Beim Umschreiben eines Briefs und der Verwendung positiver Formulierungen geht es darum, bestimmte Worte oder Phrasen zu verändern, ohne den Sinn des Briefes aus den Augen zu verlieren. So wird beispielsweise aus dem Satz: **„Es hat uns nie an etwas gefehlt“** die Formulierung: **„Wir haben immer alles gehabt, was wir brauchten.“** Nachdem der Brief fertig geschrieben ist, wird er mithilfe der zuvor erklärten einsilbigen Aussprache gelesen.

Ich kann für das Lesen mit einsilbiger Aussprache auch negative Formulierungen verwenden. Allerdings sollte ich den Brief dann nicht in dieser Form weitergeben. Ich habe häufig festgestellt, dass eine Integration besser stattfinden kann, wenn einige der Formulierungen negativ sind und es nicht ausschließlich positive gibt. Und da die Alchemie des **Herzens♥immer** alles, was es durchläuft, ins Positive wandelt, findet sich im Negativen häufig mehr an Material oder ausgedrückten Emotionen, die dann ins Positive gewendet werden, als im Positiven selbst.

Brief an eine verstorbene Person

Ja, das ist durchaus möglich! Hierzu muss ich nur alles aufschreiben, was ich der Person sagen will oder gern gesagt hätte, ohne positive oder negative Aspekte zu beachten. Ich kann schreiben, wie sehr ich die Person geliebt habe oder vermisse. Hier ein Beispiel: „Die Liebe, die ich mit dir gelebt habe, hat mich all die Jahre mit Glück erfüllt, und ich vermisse sie so. Du warst wie die Sonne in meinem Leben, ein stetiger Hoffnungsschimmer …"

Habe ich mit der Person eher schwierige Erfahrungen gemacht und nie die Gelegenheit gefunden, ihr dies mitzuteilen, dann kann ich ihr schreiben.

Wenn ich beispielsweise als Kind sexuellem Missbrauch ausgesetzt war und dies mein Leben stark geprägt hat, dann kann ich schreiben: „Du bist einfach nur ein verabscheuungswürdiger und ekelhafter Mensch. Du hast mein Leben auf den Kopf gestellt. Hunderte Male hätte ich dich töten können …"

Wichtig zu wissen: Die Transformationsarbeit findet immer im **Herzen♥** statt, selbst wenn die Worte negativ sind. Es kann gut sein, dass durch die Worte Emotionen hochkommen.

Ist der Brief einmal geschrieben, lese ich ihn Sil-be-für-Sil-be gemäß der zuvor erklärten Methode, und zwar so lange, bis keine großen Emotionen mehr spürbar sind. Anschließend stecke ich den Brief in einen Umschlag und schreibe die letzte bekannte Adresse der verstorbenen Person darauf. Ich beschrifte den Umschlag auch mit meiner Adresse und klebe eine Briefmarke darauf. Ein Klient von mir verstand dies nicht und sagte mir wieder und wieder, dass die Briefmarke völlig unnötig sei.

Ich habe diese Diskussion schließlich dadurch beendet, dass ich ihm sagte, wenn die Briefmarke unwichtig wäre, könne er ebenso gut Ruhe geben und sie auf den Brief kleben.

Sobald der Brief fertig zum Absenden ist, suche ich mir einen sicheren Ort, an dem ich ihn verbrennen kann. Während der Brief sich in Asche verwandelt, stelle ich mir einen weißen **Licht**strahl vor, der einem Laserstrahl gleich aus dem Himmel herabkommt, durch das Kronenchakra auf meinem Kopf in meinen Körper eindringt, bis zu meinem **Herzen**♥hinabsteigt und sich dann auf den brennenden Brief richtet. Ich konzentriere mich darauf, die **Liebe** zu spüren, die durch mich fließt.

Durch dieses Ritual habe ich meinen Brief in die „kosmische Post“ gegeben, und er wird auf einer anderen Schwingungsebene ausgeliefert. Viele Menschen haben mit dieser Technik interessante Ergebnisse erzielt. Ich lege die rationale Sichtweise darauf beiseite und vertraue auf die Kraft der **Liebe**, die mich leitet und heilt.

Für alle Lebenssituationen

Ich schreibe einfach die Situation nieder, die ich in Bezug auf eine oder mehrere Personen oder auch ein Problem oder eine Krankheit durchlaufe. Anschließend lese ich das Geschriebene Sil-be-für-Sil-be durch und nehme mir für jede Silbe mindestens eine Sekunde Zeit. Dadurch kann ich die Situation noch besser integrieren, denn es hilft mir, sie zu **akzeptieren ↓♥** in dem Wissen, dass ich nichts verändern kann, was ich nicht zuvor **akzeptiert ↓♥** habe.[11]

Spirituelle Texte

Spirituelle Texte aus der Bibel wie Psalmen und Gebete oder auch Texte von spirituellen Meistern und Anrufungen lese ich ebenfalls Sil-be-für-Sil-be. So kann ich stärker die **Liebe** spüren, die in diesen Texten steckt.

Erfahrungsberichte

Mit dieser Technik gelingt es mir tatsächlich, die Emotionen zutage zu fördern, die tief in meinem Inneren sind. Wenn ich schnell lese, bewege ich mich auf der Verstandesebene. Lese ich hingegen langsam, dann bin ich gezwungen, mich auf die Ebene des **Herzens♥** zu begeben. Worte, die stärker in mir schwingen als andere, sind spürbar emotional aufgeladen. Ich habe für mich festgestellt, dass diese Übung vor allem wirksam ist, wenn ich Briefe zu schwierigen Themen an geliebte Menschen schreibe. Ich kann so neutraler bleiben und ein positiveres Verständnis für das entwickeln, was ich niedergeschrieben habe.

Ich habe diese Technik auch bei der Arbeit mit dem Buch **Mein Körper – Barometer der Seele** angewendet. Mir wurde bewusst, dass ich Gefühle in mir trug, die in eine Krankheit münden könnten – genauer gesagt Multiple Sklerose –, wenn ich keine Maßnahmen ergreifen und Stress vermeiden würde. Ich hatte das Gefühl, als würde mein Körper beim Lesen bestimmter **Worte** aufwachen. So wurde mir **bewusst**, dass ich alle wichtigen *emotionalen* Symptome aufwies, um die Krankheit zu bekommen. Also las ich den Text mehrmals durch – so lange, bis sich keine Gefühle mehr zeigten.

Vom ersten Lesen an stiegen Bilder in mir auf und gaben mir Hinweise auf die Ursachen meines Unwohlseins. Dank der Technik hatte ich das Gefühl, mein **Herz♥** würde sich unmittelbar mit meinem emotionalen Gedächtnis verbinden und dort rasch genau die Informationen abrufen, die mir das Geschehen **bewusst** machten und mir halfen, negative Emotionen zu deaktivieren und aufzulösen.

L.B.

Ich habe diese Technik angewendet und als sehr wirkungsvoll erlebt.

Ich musste an einem bestimmten Zeitpunkt in meinem Leben eine Entscheidung bezüglich meiner Ausbildung treffen, und ich war mir nicht sicher, ob ich mein Studium fortsetzen sollte. Also schrieb ich auf ein Stück Papier alles, was mir an der Fortsetzung meines Studiums nicht gefiel, ebenso wie die positiven Aspekte. Anschließend las ich den gesamten Text Silbe für Silbe. Gefühle kamen hoch, und am nächsten Tag habe ich eine Entscheidung getroffen, die mir in diesem Moment die beste zu sein schien.

Was sich durch die Übung verändert hat, war, dass ich vor dem Lesen der Seite unsicher war und danach mehr Klarheit in mir herrschte.

Ich musste in jedem Fall eine Entscheidung treffen, aber ich wollte es im Einklang mit mir selbst tun. Die Technik des einsilbigen Lesens hat mir sehr dabei geholfen.

M.L.

Die Kraft der Worte in geführten Entspannungsmeditationen

Geführte oder angeleitete Entspannungsmeditationen sind ein interessantes Werkzeug für mich, **wobei das „mich" sich hier auf uns alle bezieht**. Wer im Westen aufwuchs, hat nicht wirklich gelernt, Meditations- oder Kontemplationsübungen durchzuführen. Geführte Meditationen ermöglichen es mir, Verbindung zu meinem Unterbewusstsein aufzunehmen und Antworten auf die Fragen zu finden, die ich mir selbst stelle.

> Geführte Entspannungsmeditationen
> ermöglichen mir,
> einen Prozess der Öffnung und Heilung in Gang zu setzen.

Wenn ich **geführte Entspannungsmeditationen** verstehe, kann mir dies helfen, den Sinn von Träumen zu erfassen, denn sie versetzen mich in die Lage, mich auf der Ebene des Unterbewusstseins zu bewegen und es leichter zu ergründen. Durch die angeleitete Meditation entsteht ein Bezugsrahmen, den das Unterbewusstsein nutzen kann, um uns Botschaften zu senden.

Ethische Grundvoraussetzungen

Es ist wichtig zu verstehen, dass geführte Entspannungsmeditationen ein machtvolles Werkzeug sind, um mit meinem Unterbewusstsein Verbindung aufzunehmen und zu kommunizieren. Eine Medaille hat jedoch immer zwei Seiten. So weiß ich beispielsweise, dass Geld an sich weder positiv noch negativ ist – es hängt alles davon ab, wofür ich es einsetze. **Geführte Entspannungsmeditationen** stellen ein machtvolles Mittel dar, um mein Unterbewusstsein in einem gewissen Rahmen umzuprogrammieren. Die Programmierung kann positiv oder negativ sein, denn das Unterbewusstsein reagiert wie ein Computer und sieht darin keinen Unterschied.

Wie Gedanken funktionieren

A Mein Unterbewusstsein registriert alle Informationen und katalogisiert sie, sodass es sich später darauf berufen kann.

B Mein Unterbewusstsein unterscheidet nicht zwischen Wahrheit und Fiktion.

C Es unterscheidet auch nicht zwischen dem, was real, virtuell, symbolisch oder nur in meiner Vorstellungskraft vorhanden ist.[12]

Positive Formulierungen

Wenn eine geführte Meditation *Suggestionen* für das Unterbewusstsein umfasst, dann ist es sehr wichtig, ausschließlich **positive Formulierungen** zu verwenden. Das Unterbewusstsein erfasst nahezu alles, was es hört und sieht. Deshalb setze ich beispielsweise in Workshops nur positive Formulierungen ein.

Negative Formulierungen – auch solche, die durch eine Verneinung neutralisiert werden – können negative Auswirkungen haben. Hier ein Beispiel:

„Ich springe ins Wasser. Ich habe keine Angst zu ertrinken, und es geht mir wunderbar."

Bei diesem Satz ist es wichtig, sich des Vorhandenseins der Worte **ICH … ANGST … ERTRINKEN …** bewusst zu sein. Dies kann eine Reaktion auslösen und Angst in einer Person hervorrufen, und sei es unbewusst.

Wie reagiert der Verstand auf Angst?

- Ängste werden vom Unterbewusstsein registriert.
- Das Unterbewusstsein unterscheidet nicht zwischen Realität und Fiktion.
- Das Unterbewusstsein kann nur handeln, es denkt nicht.
- Ängste und Zweifel suggerieren dem Unterbewusstsein indirekt, dass sie Realität werden.

Und so sieht die positive Formulierung des obigen Beispiels aus:

> „Im Moment, in dem ich ins Wasser springe, spüre ich bereits Freude in mir, und es geht mir ganz wunderbar."

Einige Menschen haben vielleicht Angst, ins Wasser zu springen. Indem ich suggeriere, dass ich bereits **IM MOMENT, IN DEM ICH INS WASSER SPRINGE, FREUDE SPÜRE**, senke ich das Risiko, eine Reaktion auszulösen, bereits erheblich. Die gleichen Vorsichtsmaßnahmen müssen getroffen werden, wenn ich eine geführte Meditation durchführe, bei der die Teilnehmer dazu eingeladen werden, sich vorzustellen, dass sie sich *im Weltraum* bewegen oder in einer Situation, in der ich meine Bezugspunkte verliere, was mich ängstlich machen könnte.

Die Entspannung des Körpers

Es gibt unterschiedliche Methoden, um den Körper zu entspannen, in Abhängigkeit davon, wie viel Zeit und Bedeutung man der Entspannung beimessen möchte.

Ich möchte hier von meinen persönlichen Erfahrungen mit **geführten Meditationen** sprechen. Andere mögen eine abweichende Herangehensweise wählen, aber ich kann versichern, dass diese Methode funktioniert. In jedem Fall kann ich selbst herausfinden, was für mich am wirkungsvollsten ist.

Während der Entspannung kann ich verschiedene Teile des Körpers auf unterschiedliche Weise einbeziehen. Ich kann stärker oder weniger stark ins Detail gehen.

1 **Allgemeine Beschreibung**
„Ich entspanne meine beiden Füße vollständig … meine beiden Beine … ich spüre, dass meine Füße und Beine vollkommen entspannt sind …"

2 **Detailliertere Beschreibung**
„Ich entspanne meine Zehen, meine Fußsohlen, meine Fersen und meine Knöchel vollständig. Ich spüre, dass meine Füße nun vollkommen entspannt sind. Ich entspanne auch meine Waden, meine Knie und meine Oberschenkel, sodass meine Füße und Beine nun vollkommen entspannt sind …"

3 **Noch detailliertere Beschreibung und metaphysischer Ansatz**
„Ich entspanne meine Zehen vollkommen und **akzeptiere ↓♥** alle Teile der Zukunft. Ich entspanne meine Fußsohlen und Fersen und **akzeptiere ↓♥** die neue Richtung der Zukunft. Ich entspanne meine Knöchel und **akzeptiere ↓♥**, in Hinblick auf die neuen Richtungen der Zukunft flexibel zu sein. Ich entspanne meine Knie und meine Oberschenkel und **akzeptiere ↓♥**, im Leben voranzuschreiten.

Hinweis
Ich ziehe Formulierungen wie: „Ich entspanne meinen Arm …" und: „Ich fühle, wie mein Arm **leichter** und **leichter** wird …" dem gebräuchlichen: „Ich fühle, wie mein Arm **schwerer** und **schwerer** wird …" vor. Ich habe derzeit keine Erklärung für meine Präferenz, aber ich fühle mich mit diesen Formulierungen wohler. Ich weiß, dass man durch sie eine natürlichere Situation für den Körper und das **Bewusstsein** „manifestiert".[13]

Die Verwendung von ICH statt DU

Manche Menschen verwenden bei Entspannungsmeditationen das Du, wie in diesem Beispiel:

„Du befindest dich an einem Strand, an dem du dich unglaublich wohl fühlst. Du spürst den feinen Sand unter deinen Füßen, und die Sonne wärmt deinen gesamten Körper …"

Wie bereits zuvor erwähnt, kann diese Formulierung eine psychologische Distanz zwischen der Workshop-Leitung und den Teilnehmern herstellen. Es kann funktionieren, aber der Teilnehmer hört den anderen praktisch „von außen".

Ich für meinen Teil ziehe eine Formulierung vor, die es mir erlaubt, mich mit den Teilnehmerinnen und Teilnehmern verbunden zu fühlen und dank derer sie mich „von innen" hören. Das vorherige Beispiel sollte also wie folgt umformuliert werden:

„Ich befinde mich an einem Strand, an dem ich mich unglaublich wohl fühle. Ich spüre den feinen Sand unter meinen Füßen, und die Sonne wärmt meinen gesamten Körper …"

Hier hört die Teilnehmerin bzw. der Teilnehmer eine Suggestion und macht sie sich zu eigen, ohne das Gehörte erst *übersetzen* zu müssen, also aus: „Du befindest dich an einem Strand“ ein: „Ich befinde mich an einem Strand“ zu machen. Ich kann beide Formulierungen ausprobieren und meine eigenen Schlüsse daraus ziehen.

Verwendung von Steigerungen oder anderen Begriffen zur Verstärkung der Suggestion

Superlative können die Wirkung einer Suggestion tendenziell verstärken. Es ist beispielsweise ein Unterschied, ob ich sage: „Ich fühle mich sehr gut“ oder ob ich sage: „Ich fühle mich extrem gut.“ Die zweite Suggestion ist intensiver und erlaubt es mir, stärker in die Emotionen zu gehen. Sie ermöglicht das **Aktivieren des emotionalen Gedächtnisses und somit eine maximale Veränderung**.

Die Wichtigkeit offener Formulierungen

Wenn ich Teilnehmenden ein höheres Maß an **Freiheit** ermöglichen will, ist es wichtig, **offene Formulierungen** zu verwenden, die möglichst viel Raum lassen. Auf diese Weise können sie Informationen hinzufügen, die für ein individuelleres Erleben sorgen.

Nachfolgend ein Beispiel für eine Formulierung, die ich als *geschlossen* ansehe:

„… ich stehe vor einer grauen Felshöhle, deren Eingang zwei Meter hoch und einen Meter breit ist. Ein weiser alter Mann erwartet mich. Er ist 1,70 Meter groß, hat weißes Haar und einen 15 Zentimeter langen weißen Bart. Er trägt eine braune Kutte, die von einer gelben Kordel zusammengehalten wird. Seine Sandalen sind dunkelbraun. Seine Augen sind blau …“

In diesem Beispiel gibt es **zu viele präzise Beschreibungen und Details** (siehe unterstrichene Formulierungen). Sie können die persönliche Vorstellung der Teilnehmer blockieren oder einschränken.

Und so könnte das Beispiel aussehen, wenn es **offener** formuliert wird:

„... ich stehe vor einer Höhle. Ich betrachte den Höhleneingang ganz genau. Wie hoch und wie breit er ist. Vor der Höhle erwartet mich ein weiser alter Mann. Auch ihn betrachte ich ganz genau: seine Haare, seine Größe, seine Kleidung, seinen durchdringenden Blick und den Eindruck, den er auf mich macht ..."

Diese Formulierung lässt den Teilnehmenden (oder ihrem Unterbewusstsein) die Möglichkeit, die Eigenschaften der Höhle, des Eingangs und des Weisen (dessen Alter nicht genannt wird, obwohl manchmal hinzugefügt werden kann, dass er alt ist) zu *manifestieren*, ebenso wie sein Aussehen und seine Kleidung.

Die Details, die ein Teilnehmer manifestiert, können bezeichnend sein für das, was er im Moment der Meditation erlebt oder für bestimmte Erkenntnisse, die er im jeweiligen Moment gewinnt. Es ist möglich, dass sich einzelne Aspekte dieser Erkenntnisse in den nachfolgenden Wochen und Monaten verändern, je nachdem, welche **Bewusstseins**sprünge er erlebt.

Hinweis

Es gibt zwei nur auf Französisch erhältliche CDs:

- ATMA, le guide de relaxation et d'harmonisation (Anleitung zu Entspannung und Harmonisierung)
- ATMA, le corps de Cristal, le corps de Lumière (Der Kristallkörper, der Lichtkörper)

Die Kraft der Mantras und ihre Wirkung

Der französische Wikipedia-Artikel[14] definiert ein Mantra folgendermaßen:

> Ein **Mantra** beruht auf der Kraft des Klangs. Durch die Schwingung des Tons und seine Resonanz verändert der Ton seine Umgebung und die Personen, die ihn rezitieren. Da Mantras unzählige Male wiederholt werden, um eine Wirkung zu erzielen, beinhalten sie das Element von Zyklen und Wiederholungen. Auch wenn Mantras vor allem im Hinduismus und Buddhismus gebräuchlich sind, sind sie nicht an bestimmte Sprachen, Kulturen oder das Tierreich gebunden: **absolut gesehen, ist ein Mantra ein Ton oder Klang, der eine heilsame Wirkung entfaltet**.

Die Wurzel des **Wortes Mantra** stammt aus dem Sanskrit und bedeutet: **der Gedanke, der befreit und schützt**. Wenn ich ein **Mantra** chante oder rezitiere, dann aktiviert oder beschleunigt es die kreative spirituelle Kraft, die in mir ist, und bringt Harmonie in alle Bereiche meines Seins. Nach dem Grundsatz: **„Ich werde zu dem, auf das ich meine Aufmerksamkeit richte“**, verbindet mich dies noch stärker mit den höheren geistigen Energien, sodass ich ein höheres Maß an Kraft für mich selbst und andere entwickeln kann.

Ein **Mantra** ist kein Gebet. Ein Gebet besteht aus **Worten** des Bittens, die ein spiritueller Sucher auswählt, während ein **Mantra** eine präzise Kombination aus Worten und Tönen darstellt, die eine bestimmte Form von **Bewusstsein** hervorrufen. **Mantras** gehören tatsächlich zu keiner Religion, sie sind einfach Klänge, die Schwingungen erzeugen und so mein **Bewusstsein** öffnen oder bestimmte Effekte in meinen Energiekörpern auslösen.

Vielleicht glaube ich, dass beim Chanten eines **Mantras** der Klang aus meiner Kehle kommt. Zum Teil stimmt dies natürlich, aber darüber hinaus sollte ich mir bewusst machen, dass mein Körper zu ungefähr 70 Prozent aus Wasser besteht und dass ein Teil davon ebenfalls schwingt. Wasser leitet Klang erstaunlich gut. Ich denke da zum Beispiel an Delfine und Wale und ihre Kommunikation unter Wasser. Noch wichtiger ist vielleicht, dass mein Kehlkopf von meiner Wirbelsäule gestützt wird und meine gesamten Schädelknochen und meine Wirbel **die Rolle einer Harfe übernehmen, die auf die Klänge des Universums gestimmt ist. Es ist meine Intention**, die dafür sorgt, dass alle Teile meines Seins, spirituell und materiell, in Harmonie kommen, um den gewünschten **Bewusstseins**zustand zu manifestieren. „Die Schwingung des Klangs dehnt sich – wenn sie durch Intention geleitet wird – auf den gesamten Körper aus, der sie wie eine Trommel verstärkt und wie ein Musikinstrument abgibt."[15]

„Bei der Arbeit an einem Symbol *erweckt* man alle Kräfte, die ihm entsprechen, auf allen Ebenen des Seins."[16]

Das wohl bekannteste Mantra ist das **AUM** beziehungsweise in seiner Kurzform **OM**. Dieses **Mantra** wurde uns von den Weisen des Himalaja übermittelt und ist das wichtigste im Yoga. Die Hinduisten sehen darin die göttliche Ur-Schwingung des Universums, die stellvertretend für die gesamte Existenz steht. Tatsächlich befindet sich dieses **Mantra** auf der mentalen Ebene auf dem Gipfel der Welten von Materie, Energie, Zeit und Raum – dort, wo wir den *Himmel* der meisten großen Religionen der Erde finden. Ich werde später darauf eingehen, dass es eigentlich das Mantra **HU** (ausgesprochen HJU) ist, das diese Rolle spielt und das ich auf dem Gipfel der reinen Welten der Göttlichkeit finde, die jenseits der Welten von Materie, Energie, Zeit und Raum liegen. Wenn ich alle Schöpfungswelten in zwölf Ebenen unterteile, dann kann man sagen, dass das

Mantra AUM sich auf der fünften Ebene befindet und das **Mantra HU** auf der zwölften.

Ein weiteres häufig gebrauchtes Mantra ist **OM MANI PADME HUM**.

Gemäß den Buddhisten ist **OM MANI PADME HUM das esoterischste Mantra, das es gibt**.

OM, die Sonne, deren Energie alle Dinge mit Bedeutung erfüllt[17],

MANI, der Boden und der Mensch, in die die Strahlen der Sonne eindringen müssen, um das LEBEN zu erwecken und wachsen zu lassen.

PADME, Teil des ewigen Wissens.

HUM, Teil der Realisierung des Göttlichen in sich selbst.

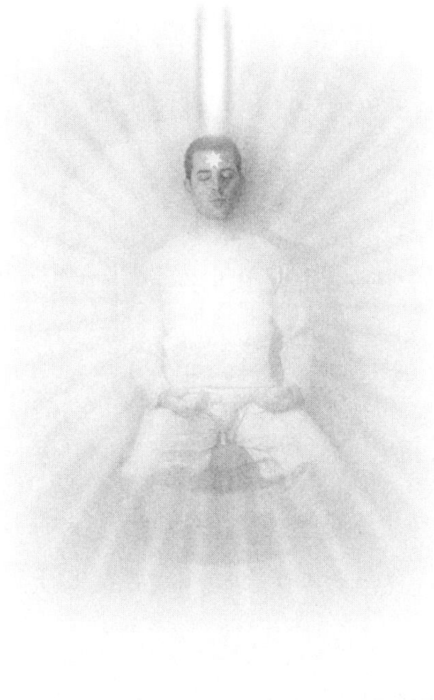

Am 5. Juni 2005 habe ich in Nordostindien, im Kedarnath-Tempel[18], an der Maha Rudrabeshek-Zeremonie teilgenommen, die für mich von elf Priestern zelebriert wurde, die unter anderem die 1.000 Namen Gottes rezitierten und mich baten, während der gesamten zwei Stunden, die die Zeremonie dauerte, das Mantra **OM MANI PADME HUM** zu chanten. Es war ein erhebendes Erlebnis – sicherlich auch, weil ich die Reise in Begleitung von drei anderen Personen aus Quebec speziell für diese Zeremonie angetreten hatte.

Der HU-Chant

Dazu gibt es auch eine CD in französischer Sprache (Originaltitel: HU, le chant de l'Univers, Edition ATMA)

Wenn ich mich nur an ein einziges **Wort** aus diesem Buch erinnern sollte, dann ist es das **Wort HU**, das HJU ausgesprochen wird. Wenn es um **Die Kraft der Worte** geht, ist **HU** sicherlich das wichtigste in diesem Buch enthaltene **Wort**.

Der HU-Chant
ist ein Klang der Öffnung des Bewusstseins,
der Heilung und des Schutzes.

Der HU-Chant kann als Kontemplationsübung verwendet werden. Kontemplation bedeutet, seine Aufmerksamkeit auf etwas zu richten – sei es nun Gott, der Heilige Geist oder ein anderes höheres Wesen – und fördert die Möglichkeit, die Eigenschaften Gottes, des Heiligen Geistes oder eines anderen höheren Wesens zu entwickeln oder zu manifestieren. Es ist ein aktiver Denkprozess, der auf Menschen der westlichen Welt eine sehr beruhigende Wirkung hat.
Auf der Grundlage dieses Prinzips gilt:

Ich werde zu dem,
auf das ich meine Aufmerksamkeit richte.

Ich nehme eine bequeme, aber aufrechte Sitzposition ein. Mein Rücken ist gerade. Ich schließe die Augen und chante beim Ausatmen das **Mantra HU** (HJUUU). Dies tue ich jeden Tag etwa fünf bis zwanzig Minuten lang.

HU ist ein Gesang der Liebe zu Gott.

Ich richte meine Aufmerksamkeit auf mein drittes Auge, den Punkt an der Nasenwurzel zwischen meinen Augenbrauen. Mit geschlossenen Augen visualisiere ich dort eine imaginäre Münze und betrachte sie *aufmerksam*, so als würde ich sie mit meinem Blick fixieren, aber ohne Anstrengung, lediglich mit einem gewissen Maß an Interesse. Gleichzeitig denke ich an Gott, den Heiligen Geist oder ein anderes höheres Wesen. Ich kann das **Wort** GOTT visualisieren oder das **Wort HU**.

Wenn sich nach zwanzig Minuten keine bewusste Erfahrung einstellt, beende ich die Übung. Auch wenn ich nichts spüre, bedeutet dies nicht automatisch, dass sich nichts in mir abspielt. Ich möchte das anhand des Beispiels eines sonnigen Tages am Strand verdeutlichen. Selbst wenn der Wind mich daran hindert, die Wärme der Sonne auf der Haut zu spüren, wärmt die Sonne mich dennoch. Der Sinn dieser Übung besteht darin, das **Bewusstsein** zu öffnen – auf natürliche und harmonische Weise und im Einklang mit meiner eigenen Entwicklung. Wenn ich andererseits bewusst wahrnehme, was sich während der Kontemplation abspielt – dass sich beispielsweise ein **Licht** an meinem dritten Auge zeigt oder ein Bild vor meinem inneren Auge auftaucht oder Ähnliches – kann ich die Erfahrung fortsetzen.

Wenn ich eine Kontemplationsübung mache, dann richte ich meinen inneren Körper auf ein spirituelles Ziel aus. Ganz so, als würde ich aus Milliarden kleinster Magnete bestehen, die sich auf ein höheres spirituelles Ziel ausrichten, wird mein Körper, werden alle meine Körper, zu einem Kompass, der auf ein einziges Ziel ausgerichtet ist: Selbstverwirklichung, um dann im nächsten Schritt Gottesbewusstsein zu erreichen.

Während der Übung sehe ich vor meinem inneren Auge verschiedene Farben oder Landschaften. Mein inneres Ohr hört Geräusche, wie das Plätschern eines Bachs, den Klang eines Dudelsacks, einen Violinenchor, krachenden Donner, Glockengeläut, das Summen von Bienen, das Rauschen des Windes in den Bäumen und so weiter. Diese Bilder und Klänge repräsentieren Elemente, die verschiedenen Schöpfungsebenen angehören.

Man sagt Folgendes:

Der Klang HU
enthält die höchsten Schwingungen,
die sich mit der menschlichen Stimme
ausdrücken lassen.

Diesem **Mantra** werden Schutzfunktionen zugesprochen, von denen ich profitieren kann, wenn ich es in gefährlichen Situationen chante.

Ich kann mir das HU-Mantra unter folgender Web-Adresse anhören: *www.soundcloud.com/jacques-martel-atma*

Informationen zur Aufzeichnung der CD mit dem HU-Chant[19]

Das **Mantra** wurde 2003 im Studio Sélecson in einem Vorort von Quebec aufgenommen. An der Aufnahme waren einige Personen beteiligt, die das **Mantra** bereits seit 27 Jahren praktizieren. Um den Eindruck einer größeren Gruppe zu erzeugen, haben wir die Aufnahme im Verlauf mehrerer Stunden, ja praktisch eines gesamten Tages, öfter in Fünfzehn-Minuten-Intervallen wiederholt und dann die einzelnen Tonspuren übereinandergelegt. Während der Aufnahme trugen einige der Beteiligten Kopfhörer, um die Tonalität des universellen Kammertons A bei 440 Hz zu halten. Der Resonanz-Effekt erweckt den Eindruck einer immensen Höhle in Form einer Kathedrale, wie man sie im Himalaja finden kann, oder des Echos, das das Himalaja-Gebirge an manchen Orten zu uns zurückwirft, speziell im tibetischen Tirmir-Tal, wo sich **Klang** und **Licht** zu bestimmten Anlässen verbinden. Im Moment der Aufnahme waren folgende Meister energetisch anwesend: Fubbi Quantz, Gopal Das, Kata Daki, Lai Tsi, Peddar Zask, Rami Nuri, Towart Managi, Wah Z, Yabul Saccabi, Rébazar Tarzs.

Es war eine erhebende und bereichernde Erfahrung für alle Beteiligten. Wenn ich dem **Mantra** mit Kopfhörern lausche, kann ich die Kraft und Großartigkeit dieses **Mantras** noch stärker spüren.

Hier sind einige übersetzte Auszüge aus Werken, die vom **Mantra HU** sprechen:

Auszug aus dem Werk **The whirling dervishes: Being an account of the Sufi order, known as the Mevlevis, and its founder, the poet and mystic, Mevlana Jalaluddin Rumi** von Shems Friedlander:

„Wenn der Scheich an seinem Post (*Anm. d. Übersetzerin:* ein rotes Fell, das den Mittelpunkt der Welt symbolisiert) ankommt, verbeugt er sich, setzt sich auf den Post und küsst den Boden. Alle Tänzer setzen sich, und ihre Umhänge werden ihnen von denen angelegt, die sich nicht im vierten Selâm gedreht haben. Sie sind mit einem veränderten **Bewusstsein** in ihre Gräber zurückgekehrt. Der Scheich rezitiert die Al-Fātiha, die erste Sure des Korans, woraufhin alle Derwische den Boden küssen und sich erheben. Der Scheich intoniert dann ein Gebet an Mevlana und Shams Tabriz und beginnt den Klang ‚HU'. Die Derwische stimmen in das **‚HU'** ein, das alle Namen Gottes in sich vereint."

Auszug aus dem Werk **The Music of Life** von Hazrat Inayat Khan:

„Das Mysterium des **HU** erschließt sich dem Sufi, der den Pfad der Initiation beschreitet. Wahrheit, die Kenntnis Gottes, nennt der Sufi ‚haqq'. Wenn wir das **Wort** ‚haqq' in zwei Teile teilen, entstehen die gleichklingenden Laute zu ‚**hu** ek', wobei **HU** für Gott oder Wahrheit steht und **EK** in Hindu ‚einzigartig' bedeutet. Beide zusammen stehen für einen Gott und eine Wahrheit. ‚Haqiqat' steht im Arabischen für die essenzielle Wahrheit, ‚hakim' bedeutet ‚Herr' und zugleich auch ‚Wissender', all diese **Worte** stehen für die wesentlichen Eigenschaften des Lebens."

„‚Hur' steht im Arabischen für die Schönheit der himmlischen Gefilde; seine wahre Bedeutung ist der Ausdruck himmlischer Schönheit. ‚Zahur' bedeutet im Arabischen Manifestation, vor allem die Manifestation Gottes in der Natur. ‚Ahura Mazda' ist der Name, unter dem die Zoroastrier Gott kennen. Das erste **Wort**, ‚Ahura', deutet auf das **HU** hin, auf dem der gesamte Name aufgebaut ist."

„All diese Beispiele weisen auf den Ursprung Gottes im **Wort HU** hin und dass Gott in allen Dingen und Wesen lebt."

„Der Begriff ‚Jehovah' war ursprünglich ‚Jahve', wobei das ‚ja' die **Worte** ‚oh' und ‚hu' heraufbeschwört, doch da der Klang zum ersten Mal auf der äußeren Ebene Form annimmt, wird er zum ‚a'. Deshalb werden ‚alif' oder ‚alpha' als erster Ausdruck des **Wortes HU** angesehen, des ursprünglichen Begriffs." (The Music of Life, Seite 27-29)

Auszug aus dem Werk **The Religions of Tibet** von Giuseppe Tucci:

„Die Figur des Schöpfers, die dem Ishvara einiger Saivite-Schulen entspricht, trägt verschiedene Namen, darunter *sNang ba ód Idan, Kun snang khyab pa* und *khri khug rgyal po*. Das, was er erschafft, hat zwei Aspekte – die äußere Welt *(phyi snod)* und das, was in ihr enthalten ist *(bcud)*, eine Trennung, die der zwischen dem indischen *bhajana-loka* und *sattva-loka* entspricht. Die damit zusammenhängende Kosmologie ist sicherlich sehr alt und durchgängig auf einer dualistischen Basis angelegt. Aus dem Atem, der dem Schöpfer entströmte, entstanden die beiden Silben **‚HU HU'** und nach und nach das gesamte Universum."

Auszug aus dem Werk **Dictionary of Egyptian Gods and Goddesses** von George Hart:

„**Hu**: Der Gott, der die Autorität eines befehlenden Wortes personifiziert."

„**HU** entstand durch einen Blutstropfen aus dem Phallus des Sonnengottes Ré."

„Wenn gemäß der Theologie des Pyramidenzeitalters der König zum einsamen Stern wird, dann ist **HU** sein Begleiter. Die königliche Autorität bleibt im Jenseits durch das **HU** erhalten, das die Oberhoheit des Königs anerkennt und es dem Monarchen erlaubt, die Wasser seines Kanals zu überqueren."

„Es ist verlockend, das **HU** mit der Kraft der Zunge des Ptah zu vergleichen, der in der Schöpfungsgeschichte der Stadt Memphis das Universum durch Zunge und Herz erschuf." (Dictionary of Egyptian Gods and Goddesses, Seite 97)

Auszug aus dem Werk **The secret teachings of all ages: an encyclopaedic outline of Masonic, Cabbalistic and Rosicrucian Symbolic Philosophy** von Manly P. Hall:

„Geoffrey Higgins bestätigt, dass **HU**, der Mächtige, der als Erster Großbritannien besiedelte, von einem Ort stammte, den die walisischen Triaden das Land des Sommers nennen, dem heutigen Sitz von Konstantinopel. Albert Pike erklärte, dass das verlorene Wort der Freimaurer sich im Namen des Druidengotts **HU** verbirgt. Das Wenige, das wir über die besonderen Einweihungsriten der Druiden wissen, deutet auf eine eindeutige Ähnlichkeit zwischen ihrer Mysterienschule und den Schulen Griechenlands und Ägyptens hin. **HU**, der Sonnengott, wurde ermordet und nach einer Reihe von Prüfungen und mythischen Ritualen wieder zum Leben erweckt."

Auszug aus dem Werk **The Flute of God** von Sri Paul Twitchell:

„Indem wir unsere Welt mit dem Schöpfungslaut **HU** füllen, dem unbekannten Namen Gottes, werden wir zum Kanal für den göttlichen Geist. Korrekt angewendet und laut oder still geäußert, wird die schöpferische SEELE unserer SEELE erlauben, die göttlichen Schwingungen zu nutzen, um alle

Dimensionen von Zeit und Raum zu unserem eigenen glorreichen Ziel zu durchreisen." (The Flute of God, Seite 84)

„Dieser Spirit, die Stimme von **HU** – **HU** wird häufig als SUGMAD benannt –, die der Name Gottes in den höheren Sphären ist, hat eine großartige Eigenschaft, und zwar Wirkung zu erzielen. Wenn sie durch die Welten hinabfließt, von ihrem Quell im Mittelpunkt aller Schöpfung aus, weit über dieser irdischen Welt, benötigt sie Verbreiter, und sie wirkt durch SEELEN." (ebd., Seite 86)

„Die Alten entwickelten den Klang vor allen anderen Studien des Geistes. So wurde die Musik zur ersten Kunst, die entwickelt wurde. Musik ist nur ein Zweig des Lieds des SUGMAD, des **HU**, des Allumfassenden." (ebd., Seite 91)

Auszug aus dem Werk **Be the HU** von Sri Harold Klemp:

„Sie müssen in jedem Moment Ihres Lebens das **HU** sein. Dabei geht es um mehr als das alleinige Chanten von ‚**HU**'. Es geht darum, das **HU** zu **sein**. Der Klang muss ständig in Ihren Atomen sein. Er muss beim Autofahren bei Ihnen sein, bei der Arbeit, wenn Sie zu Hause eine Mahlzeit mit der Familie einnehmen. Das **HU** und Sie müssen eine Einheit bilden. Wenn Sie immer mehr mit dem **HU** verschmelzen, werden Sie feststellen, dass Ihr Leben freundlicher und fröhlicher wird."

„Ich habe viele **Worte** verwendet, um Ihnen etwas zu zeigen. Die Wahrheit kann ich Ihnen nicht mit **Worten** beschreiben. Ich kann Ihnen eine Vorstellung davon vermitteln, ich kann sie mit Bildern beschreiben. Ich gebe Ihnen dieses Bild: Leben Sie Ihr Leben, als seien sie eins mit dem **HU**, sodass jeder Moment Ihres Lebens eine spirituelle Übung ist. Wenn Sie mit einem Fremden sprechen, wenn Sie mit einem geliebten Menschen zusammen sind, Sie sind immer in einer spirituellen Übung. Sie leben und bewegen sich im Körper des ECK[20]."

„Und als Atom im Körper des ECK existiert ein Ton, der von Ihnen kommt. Dieser Ton ist **HU**. Der Ton kommt nicht allein von Ihnen, er ist **Sie**. Sie müssen wissen, dass dieser Körper, den Sie haben, nur ein Schild ist, eine Barriere – ein schweres und plumpes Schild und eine Barriere, die versucht, Sie davon abzuhalten, Ihre wahre Identität als SEELE zu hören und zu sehen." (Be the HU, Seite 278)

Auszug aus dem Werk **The message of the Sphinx** von Graham Hancock und Robert Bauval:

„Wenn sie über die Sphinx sprachen, machten die alten Ägypter häufig Gebrauch von der harranischen Ableitung ‚hwl', aber sie kannten sie auch unter anderen Namen wie beispielsweise **HU** …" (The message of the Sphinx, Seite 5)

Erfahrungsberichte

Während ich dies schreibe, höre ich den **HU**-Chant, und ich empfinde ihn stets als gleichermaßen wundervoll und inspirierend! Er vermittelt mir das Gefühl, mich in Tibet bei buddhistischen Mönchen zu befinden.

Dieser Chant verbindet mich mit einem Teil von mir, der ein stärkeres Maß an Öffnung, Harmonie, Frieden und Weisheit anstrebt. Ich setze das **HU** ein, wenn ich spüre, dass die Atmosphäre eine gewisse Schwere hat, und er hat eine sofortige heilsame Wirkung.

Wenn ich mich auf das Wesentliche in meinem Leben konzentrieren möchte, höre ich den **HU**-Chant, der mich mit meiner Göttlichkeit rückverbindet. Er hilft mir dabei, mich erneut zu zentrieren, da ich eher dazu neige, zerstreut zu sein. Es kann vorkommen, dass ich den gesamten Nachmittag über das HU höre, wenn ich das Gefühl habe, dies zu brauchen. Nachher fühle ich mich deutlich ruhiger. Ich spüre, dass meine Gedanken stärker von **Liebe** erfüllt sind, mir selbst und anderen gegenüber.

M.L.

Es ist wunderbar, dem **HU**-Chant zu lauschen, speziell wenn ich meditiere, aber auch, wenn ich die Schwingungen in einem Raum erhöhen möchte. Beim Meditieren hilft der Chant mir, meine innere Mitte zu finden, er trägt mich auf Wellen der **Liebe** und des Friedens. Manchmal chante ich allein, aber ich ziehe das Chanten in der Gruppe vor. Es ist ein machtvolles Werkzeug der Selbstbesinnung! Danke!

V.R.

> Ich höre den Chant in regelmäßigen Abständen morgens und abends. Morgens ermöglicht er mir, den Tag mit ruhigem Geist zu starten, fern vom Stress, der mit Terminen, Arbeit und Sorgen etc. verbunden ist. Er verlängert meine Zeit der Ruhe und Erholung, und ich starte meinen Tag in einem entspannteren Zustand, mehr verbunden mit mir selbst … Am Abend hilft das Hören dieser sanften und bezaubernden Musik mir dabei, schnell einzuschlafen, und versetzt mich in einen Zustand, in dem ich wieder begonnen habe zu träumen.
>
> *J.D.*

Schlusswort

Beim Lesen dieses Buchs wird mir die Bedeutung von **Worten** stärker bewusst und vor allem ihre Kraft. **Worte** können negative Einflüsse haben, vor allem aber positive, wenn ich sie richtig einzusetzen weiß. Ich habe mich schon oft gefragt, warum angesehene Persönlichkeiten des öffentlichen Lebens beziehungsweise Menschen, die einen gewissen Grad an Bewusstheit erreicht haben, nur positive Formulierungen verwenden und den von ihnen verwendeten Worten Aufmerksamkeit schenken, ohne dass man es ihnen hätte sagen müssen. Ich habe festgestellt, dass es einen Zeitpunkt gibt, ab dem ich die Wirkung negativer Worte auf mich spüren kann, in Form von Schmerz oder einem unangenehmen Gefühl, und ebenso die Wirkung positiver Worte in Form von Wohlbefinden, Trost und sogar Freiheit. Mein Verstand speichert in diesen Fällen die Information, um später nur solche Worte oder Formulierungen zu verwenden, die mir Wohlbefinden bringen.

Dieses Buch zeigt einige Möglichkeiten, wie ich diese **Offenheit** des Bewusstseins, die Freiheit und die mir innewohnende Weisheit besser spüren kann und gibt mir die Möglichkeit, diese mehr und mehr zu manifestieren.

Zwischen 1998 und 2003 hielt ich sechs bis neun Monate im Jahr nahezu jedes Wochenende in Europa Seminare ab. Während dieser Zeit besuchten viele Menschen meine Workshops, und einige von ihnen wurden später zu Assistenten, wodurch sie das Gelernte noch stärker integrieren konnten. In ihrer neuen Rolle konnten sie einen Gesamtüberblick über das erlangen, was sich während des Workshops abspielte. Dadurch, dass sie häufig Zeuge wurden, wie ich die Formulierungen von Teilnehmern korrigierte, stellten sie ihre Wortwahl in ihrem eigenen Leben komplett um.

Mehrere Teilnehmerinnen und Teilnehmer teilten mir später zu dieser Art des Sprechens mit:

„Weißt du, Jacques, am schwierigsten ist für mich, da ich nun um die Kraft der **Worte** weiß, das Fühlen all der negativen Implikationen, die mit bestimmten **Worten** verbunden sind, und das stärkere **Bewusstsein** für die Begrenzungen, die Menschen durch die Wahl ihrer **Worte** sich und anderen auferlegen."

Wenn also jemand **Worte** ausspricht, die mich beeinflussen könnten, dann ist das beste mir bekannte Gegenmittel, einfach innerlich **DANKE** zu sagen. Das unangenehme Gefühl vergeht dann irgendwann, auch wenn die Realität die Gleiche bleibt.

Nachdem ich dieses Buch gelesen habe, bin ich mir nun des Gebrauchs von **Worten** und den möglichen Folgen stärker bewusst. Ich bin somit auch in höherem Maße dafür verantwortlich, mein Erleben zu verbessern. Das erfordert Übung, und die gewinne ich bei den Menschen in meinem Umfeld, meinen Mitarbeitern und Kollegen und in meinen Workshops und Vorträgen. Ich kann nicht alle Menschen um mich herum korrigieren, aber ich kann offen und versöhnlich bleiben und aus der Tiefe meines **Herzens♥** **„Danke"** sagen für alles, was ich weiß und was mir im Leben hilft.

Ich für meinen Teil erlaube mir, die Menschen zu korrigieren, die mit mir zusammen in meinem Büro arbeiten, denn ihre Wortwahl ist Teil des **Bewusstseins** der Gruppe und der Arbeitsumgebung, in der wir uns alle weiterentwickeln. Es gibt allen die Möglichkeit, mit einem offeneren **Bewusstsein** und mehr **Liebe** zu arbeiten.

Ich schlage vor, dass Sie das üben, was Ihnen in diesem Buch **bewusst** geworden ist. Sie werden die Auswirkungen auf Ihr **Bewusstsein** und Ihr Wohlbefinden schnell feststellen.

BARAKA BASHAD
Möge es ein Segen sein!

Jacques Martel

Über den Autor Jacques Martel

Jacques Martel wurde im September 1950 im kanadischen Montreal geboren und schloss sein Elektrotechnikstudium an der *Université Laval de Quebec* 1977 ab. Er ist ordentliches Mitglied der Vereinigung der Ingenieure von Quebec. Anschließend war er Professor für Elektrizität und Elektronik bei einer staatlichen Einrichtung, dem *Centre de Main-d'oeuvre du Canada*, und arbeitete zudem als Trainer in der Privatwirtschaft.

Er zeigte schon immer ein großes Interesse an Kommunikation in all ihren Formen. Vor Abschluss seines Studiums erweckten elektronische Medien sein Interesse, und 1977 nahm er an einem Kurs am *Collège des Annonceurs en Radio et Télévision* (CART) in Quebec teil. Nachfolgend war er als Moderator und wissenschaftlicher Mitarbeiter an über 100 TV-Sendungen über Gesundheit und Wellness beteiligt, die von einer privaten Fernsehanstalt in der Provinz Quebec ausgestrahlt wurden.

Sein Wunsch die „andere Seite der Dinge“ zu verstehen, führte ihn auf eine spirituelle Entdeckungsreise, die sein Leben vollständig umkrempelte. 1978 forschte er zur „Vitamintherapie“, auch als „orthomolekulare Medizin“ bekannt, und folgte dabei einem holistischen Modell. Sein Ansatz fügte sich nahtlos in den von kanadischen, amerikanischen und europäischen Psychiatern, Forschern und Biochemikern auf diesem Gebiet ein. 1988 begann er eine Ausbildung im Bereich Persönlichkeitsentwicklung, die ihn so sehr ansprach, dass er selbst begann, Workshops zur Persönlichkeitsentwicklung zu leiten – eine Tätigkeit, die er ab 1990 in Vollzeit als Psychotherapeut ausübte.

Bereichert durch die von ihm entdeckten Wahrheiten beschloss der Sprecher und Kommunikator in ihm, seine Erkenntnisse mit einer größtmöglichen Anzahl an Menschen zu teilen. So rief er 1990 das *Centre de Croissance ATMA* ins Leben, das

1996 zu **ATMA Inc.** wurde und **Les Éditions ATMA Internationales** (Bücher) und **Les Productions ATMA Internationales** (CDs und Videos) umfasst. Jacques Martel ist Vorsitzender des Unternehmens.

Seit 1990 bildet er sich stetig persönlich und beruflich weiter, was es ihm im Lauf der Jahre ermöglicht hat, einen soliden Ruf aufzubauen. 1995 schloss er am *Centre Héléna Marcoux* seine Rebirthing-Ausbildung ab (eine Technik des bewussten Atmens).

Seine umfangreichen Kenntnisse und Erfahrungen ermöglichen ihm auch, als Berater für Therapeuten und andere im Gesundheitsbereich Tätige zu wirken.

Im Jahr 1991 begann Jacques Martel mit einem Schreibprojekt. Langsam, aber stetig entstand das Buch **Le grand dictionnaire des malaises et maladies** (auf Deutsch erschienen beim VAK Verlag unter dem Titel „Mein Körper – Barometer der Seele"). Die während seiner Ausbildung zum Elektrotechniker erworbenen Kenntnisse halfen ihm dabei, das Greifbare mit dem nicht Greifbaren und praktische Lösungen mit Intuition zu verbinden. Seine vielen Workshops und Kongresse bestätigten ihm die enge Verbindung zwischen Krankheiten und Gedanken (Gefühlen und Emotionen) als den Konfliktquellen, die zu Auslösern für solche Krankheiten werden können. Er war nun bereit, sein Buch zu schreiben, das in der ersten Auflage im April 1998 erschien.

1993 wurde er REIKI-Meister (eine Technik der Energieheilung). Von 1994 bis 1998 übernahm er den Vorsitz der *Association Canadienne et Québécoise des Maîtres REIKI* (ACQMR). Seit 4. April 2004 verfolgt er seinen Weg zur Entwicklung von Mitteln der physischen, emotionalen, mentalen und spirituellen Heilung noch **bewusster**.

Jacques Martel hält Vorträge und ist auf Gesundheits- und Wellness-Messen vertreten. Von 1988 bis 2013 leitete er Workshops in Kanada, Europa, auf La Réunion, in Französisch-Polynesien und auf Mauritius. Auf Anfrage bildet er andere Therapeuten in der emotionalen Heilmethode **Technique de guérison émotionnelle, TIC** (© **T**echnique d'**I**ntégration par le **C**oeur) aus, die er im Laufe der Jahre entwickelt hat und mit der er bei seinen Klienten positive Ergebnisse erzielt. Er bietet auch eine Trainingseinheit mit dem Titel „Sur le Chemin de l'Éveil" (Auf dem Weg des Erwachens) an, die sich an Menschen richtet, die sich innerlich öffnen und eine höhere **Bewusstseins**ebene erreichen möchten, und das in einem geschützten und sicheren Rahmen.

Von Jacques Martel stammt auch **La Technique des Petits Bonshommes Allumettes©**. Hierbei handelt es sich um eine einfache und wirkungsvolle Technik der emotionalen Selbstheilung. Sie hilft, konfliktreiche Beziehungen zu harmonisieren und sich von falschen Anhaftungen an Menschen oder Dinge zu befreien. Das von ihm genehmigte Buch wurde von Lucie Bernier und Robert Lenghan verfasst und ist auf Deutsch im VAK Verlag unter dem Titel **„Die Strichmännchen-Technik"** erschienen.

Das Interesse, das Jacques Martels Buch **Mein Körper – Barometer der Seele** (ebenfalls bei VAK erhältlich) bei Lesern und Therapeuten geweckt hat, zeigt die Relevanz eines solchen Buches, das weltweit bereits mehr als zwei Millionen Leser gefunden hat und mit Recht als **Bestseller** bezeichnet werden kann.

Zusätzlich zur im Jahr 2007 erschienenen zweiten Ausgabe des Buchs und des hier vorliegenden Werks hat **Jacques Martel** weitere Produkte entwickelt, die von allen geschätzt werden, die auf der Suche nach Heilung und Wohlbefinden sind. Hierzu zählen unter anderen die folgenden Bücher:

Conscience, Amour et Guérison, Tome I et II (Juni 2016)

Le Pouvoir de l'ENGAGEMENT... ou comment agir en GAGNANT! (2014) ATMA, le pouvoir de l'Amour (2005), (2013), zweite Auflage

ATMA et le cercle de Guérison (2008), (2013) revue et améliorée Retour vers la Source (2011)

Le POUVOIR des MOTS... qui me libèrent! (2011)

Les 5 ÉTAPES pour Parvenir à la GUÉRISON (2010)

Bücher, die Jacques Martel als Ko-Autor von Jean-Jacques Robinet mitverfasst hat:

ATMA LE REIKI, Niveaux 1,2,3 et MAÎTRE Enseignant (2018) L'Oracle Indigo dévoilé (2018)

LE POUVOIR DU REIKI, Force de Vie, Force de Guérison (2014)

> Leider gibt es diese Bücher nicht auf Deutsch. Sie behandeln die Themen Bewusstsein, Liebe und Heilung, Rückkehr zur Quelle, die Kraft der Worte, die fünf Schritte zur Heilung, Reiki, Indigo-Orakelkarten und Lebenskraft.

Er hat auch mehrere CDs mit Vorträgen und geführten Meditationen veröffentlicht, die auf digitalen Plattformen erhältlich sind, sowie Videos zu verschiedenen Gesundheits- und Entwicklungsthemen. Nähere Informationen hierzu finden sich auf den Webseiten **www.atma.ca** und **www.jacquesmartel.com**

Lebenslauf

1977	Diplom-Elektroingenieur, Université Laval de Québec, Kanada
1977–1987	Mitglied des Ingenieurverbands Quebec
1978–1988	Therapeut für Vitamintherapie (orthomolekulare Medizin).
1985–1986	Mitglied der Association canadienne pour la santé mentale
1987	Ausbildung am Collège des Annonceurs en radio et Télévision du Québec (CART)
1987–1990	Moderator und wissenschaftlicher Mitarbeiter für TV-Sendungen zum Thema Gesundheit und Wohlbefinden (über 100)
1988–2012	Psychotherapeut
1990	Gründungspräsident des Centre de Croissance ATMA
1993	Ausbildung zum REIKI-Meister
1994–1998	Vorsitzender von ACQMR (Association Canadienne et Québécoise des Maîtres REIKI)
1996	Diplom Rebirthing-Therapeut (Technik des bewussten Atmens) am Institut Héléna Marcoux
1996–2002	Mitglied der Corporation des praticiens en médecine douce du Québec (CPDMQ)
1998–2013	Konferenzen und Workshops zur Persönlichkeitsentwicklung (Frankreich, Schweiz, Belgien, Französisch-Polynesien, La Réunion, Mauritius).

Vorträge und Interviews mit Jacques Martel

Verfügbar auf YouTube in französischer Sprache

www.jacquesmartel.com
www.atma.ca
www.dailymotion.com
www.vimeo.com

- Capsules santé et mieux-être
- Retrouver l'enfant en soi
- Le cerveau en rapport avec la maladie
- La maladie, un message d'amour à comprendre
- ATMA, le pouvoir de l'Amour
- Les parents et les maladies de leurs enfants
- Est-il plus important de comprendre ou de guérir?
- Au sujet des allergies …
- Les maladies génétiques
- Dépression et épuisement professionnel
- Comment bien vivre sa sexualité
- Alcoolisme vu par Jacques Martel
- Jacques Martel au Salon Santé Mieux d'Agen, France
- Entrevue sur *Le grand dictionnaire des malaises et des maladies*
- Annie Bélanger & M. Jacques Martel
- Jacques Martel et Lucie Bernier
- RTL-TVI: Face à face

Entdecken Sie HU, den Klang des Universums!

Dieses Mantra bietet Ihnen außergewöhnliche Möglichkeiten zur Öffnung des **Bewusstseins** und zur Erhebung der **Seele**. Es fördert die Entstehung eines höheren Maßes an Frieden, Glück und Schutz in Ihrem Leben.

Informationen zum Downloaden des Mantras
www.soundcloud.com/jacques-martel-atma

Um den „HU-Chant" herunterzuladen, geben Sie die folgenden Webadresse ein: *www.soundcloud.com/jacques-martel-atma*. Wenn sich die Download-Seite auf der SoundCloud-Webseite geöffnet hat, wählen Sie eine der Optionen „HU, le Chant de l'Univers" aus und klicken unten auf den „...Mehr"-Button, um den **HU-Chant** gratis herunterzuladen. Nachdem Sie (sofern verlangt) Ihre E-Mail-Adresse eingegeben und bestätigt haben, klicken Sie zuerst auf **Downloaden** und dann auf **Speichern**. Sie finden die mp3-Datei dann in Ihrem **Download**-Ordner.

www.jacquesmartel.com
www.atma.ca
Hu, le Chant de l'Univers© 2007
September 2020

Anmerkungen

1 **Mantra:** Ein Mantra ist ein Satz, ein **Wort** oder ein Ton, der mit spiritueller Kraft belegt ist. Ursprünglich handelte es sich um den Klang der Intuition, der aus der Tiefe der **Seele** oder des Seins emporstieg. Ein Mantra zu wiederholen erzeugt Schwingungen im inneren **Bewusstsein**, die es darauf vorbereiten, das zu implementieren, für das das Mantra steht und was es in sich trägt. Ein Mantra kann zu etwas werden, das – bewusst und spontan im Kern des **Bewusstseins** wiederholt – keinerlei geistige Anstrengung erfordert.

2 Siehe Text zum Thema Multiple Sklerose im Buch **Mein Körper – Barometer der Seele** (erschienen im VAK Verlag).

3 Siehe Übungen im Buch **Die Strichmännchen-Technik** (erschienen im VAK Verlag).

4 Auf Deutsch erschienen im Allegria Verlag

5 © ECKANKAR, hier unterscheidet sich die **„Reise der Seele“** von Astralreisen.

6 Astralkörper: einer der Energiekörper, dem einige Menschen die Möglichkeit der „Astralreise“ in der Welt von Materie, Zeit und Raum zuschreiben.

7 Ich habe den Verleger im März 2002 erneut getroffen, und er gab zu, einen Fehler gemacht zu haben, als er mein Manuskript ablehnte, das schnell zu einem Bestseller in Quebec wurde und von dem bislang mehr als eine Million Exemplare verkauft wurden (Stand 2015). Er erzählte mir, dass seine Frau das Buch auf dem Nachtisch liegen habe und regelmäßig darin lese.

8 Weitere Ausführungen zu diesem Thema finden Sie in meinem Buch **Les 5 étapes pour parvenir à la Guérison**.

9 Die Webseite von Gérard Athias: http://www.athias.net

10 Die „Ängste" stammen aus dem Buch „Denke nach und werde reich" von Napoleon Hill. Eine ausführlichere Erklärung finden sich in meinem Buch **Les 5 ÉTAPES pour Parvenir à la GUÉRISO**N, erschienen bei Éditions ATMA Internationales, 2010.

11 Eine ausführlichere Erklärung zum Thema findet sich in meinem Buch **Les 5 ÉTAPES pour Parvenir à la GUÉRISON**, erschienen bei Éditions ATMA Internationales, 2010.

12 Diese Aspekte werden in meinem Buch **Les 5 ÉTAPES pour Parvenir à la GUÉRISON**, erschienen bei Éditions ATMA Internationales (2010) ausführlicher betrachtet.

13 Man kann dies mit einem Text vergleichen, der aus dem Buch **Briefe über den Yoga** von Sri Aurobindo stammt: „Das Hinabsteigen eines höheren **Bewusstseins** auf eine eher physische Ebene bringt **Licht**, **Bewusstsein**, Stärke und Freude in alle Zellen und die körperliche Bewegung. Der Körper wird bewusst und wachsam und führt die richtigen Bewegungen aus, einem höheren Willen folgend oder automatisch durch die Macht des **Bewusstseins**, das in ihn hinabgestiegen ist. (...) Es wird möglich, weniger Müdigkeit zu empfinden. Frieden, Freude, Kraft und **Leichtigkeit** breiten sich im gesamten körperlichen System aus."

14 www.wikipedia.com

15 Alfred Tomatis

16 Mircea Eliade, Le Yoga, 1983

17 Skizziert oder mit Bedeutung erfüllt

18 Eines der wichtigsten SHIVA gewidmeten Heiligtümer, das an einer der drei Quellen des Ganges liegt, des heiligen Flusses Indiens.

19 Productions ATMA internationales

20 © ECKANKAR, ECK ist ein Wort aus dem Sanskrit und bedeutet EINS. Es wird verwendet, um sich auf den Heiligen Geist zu beziehen oder einen EINZELNEN Energiestrom, der durch alle Universen fließt.